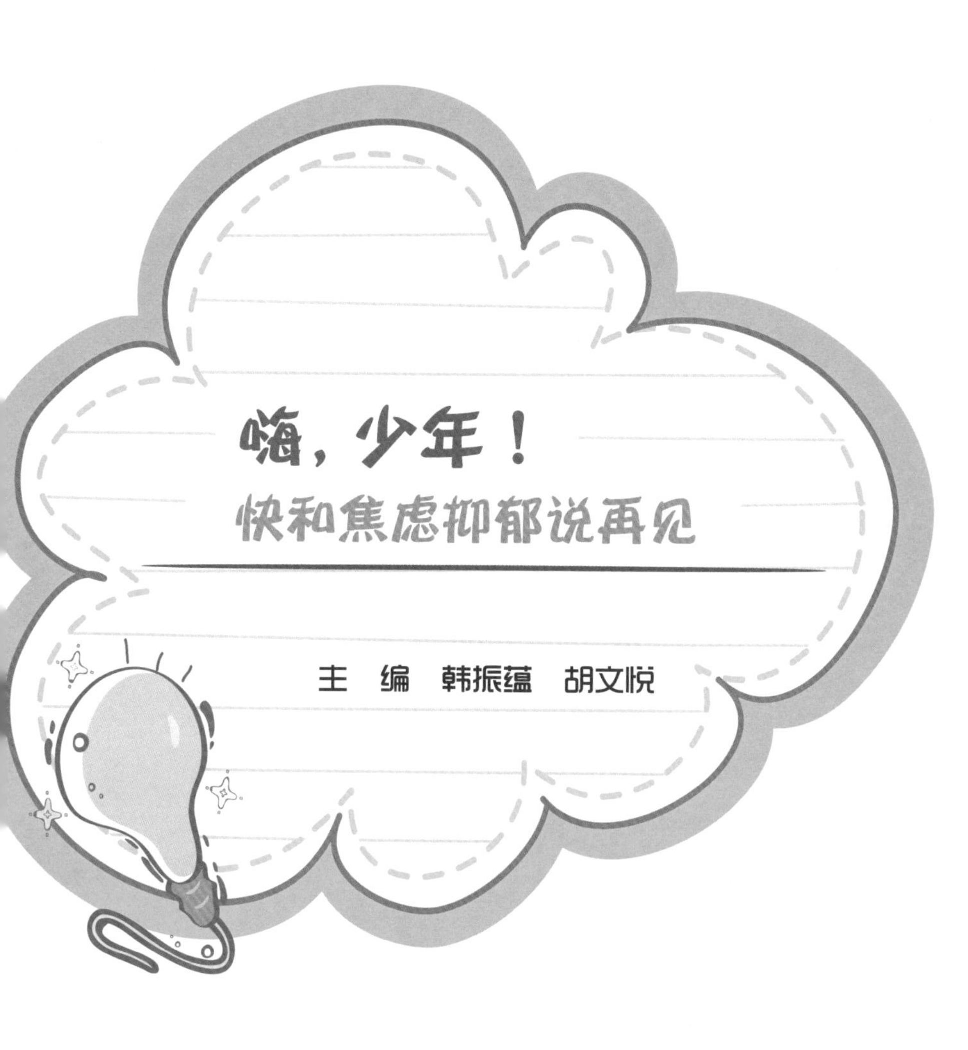

嗨，少年！

快和焦虑抑郁说再见

主　编　韩振蕴　胡文悦

全国百佳图书出版单位
中国中医药出版社
·北　京·

图书在版编目（CIP）数据

嗨，少年！快和焦虑抑郁说再见 / 韩振蕴，胡文悦
主编 . — 北京：中国中医药出版社，2022.12
ISBN 978-7-5132-5096-2

Ⅰ. ①嗨… Ⅱ. ①韩… ②胡… Ⅲ. ①青少年—抑郁
症—诊疗 Ⅳ. ① R749.4
中国版本图书馆 CIP 数据核字 (2022) 第 210231 号

中国中医药出版社出版
北京经济技术开发区科创十三街 31 号院二区 8 号楼
邮政编码 100176
传真 010-64405721
保定市西城胶印有限公司印刷
各地新华书店经销

开本 880 × 1230 1/32 印张 2.25 字数 45 千字
2022 年 12 月第 1 版 2022 年 12 月第 1 次印刷
书号 ISBN 978 – 7 – 5132 – 5096 – 2

定价 19.80 元
网址 www.cptcm.com

服务热线 010-64405510
购书热线 010-89535836
维权打假 010-64405753

微信服务号 zgzyycbs
微商城网址 https://kdt.im/LIdUGr
官方微博 http://e.weibo.com/cptcm
天猫旗舰店网址 https://zgzyycbs.tmall.com

如有印装质量问题请与本社出版部联系（010-64405510）

编委会

序　言

人的生命经历生、长、壮、老、已，青少年处在个体生理心理快速生长发育的特殊阶段，正是气血渐盛之时，机体一派生机勃勃之象。伴随着肌肉、骨骼、性特征等，青少年的各种身体特征趋向成熟，自我意识逐渐清晰，情感逐渐丰富且敏感多变。这一过程中人际交往、认知转换、学校社会环境都在不断发生变化，青少年的情绪稳定性因此受到较多挑战。缺乏安全感、不稳定、易冲动是这个阶段的典型特征，精神心理疾病发生的概率也相应增加。

根据国内多项精神心理疾病调研结果显示，6 ~ 16 岁青少年焦虑障碍发生率约 4%，重性抑郁障碍发病率约 2%，而抑郁症状的发生率高达 24.3%。抑郁常与焦虑相伴出现，其存在会影响青少年的人际交往、学习和生活多个方面。识别与干预不到位则可能导致负性情绪累积、不良生活及思维习惯形成，并反向影响精神心理乃至机体脏器的气血运行，严重影响青少年发育成长，所以早期识别、有效防治青少年焦虑抑郁十分关键。除了从医疗卫生角度应用药物、心理治疗等方式干预焦虑抑郁，家庭、社会的支持更是必不可少。

儿童、青少年是国家的未来，民族的希望，其健康是经济社会可持续发展的重要保障。国家对于青少年身心健康水平的提升十分重视，从《“健康中国 2030”规划纲要》《健

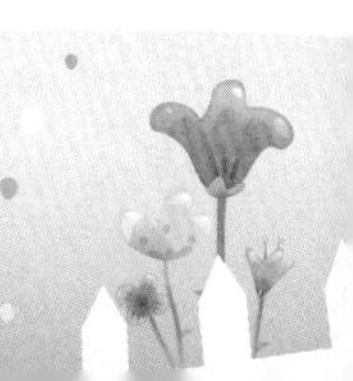

康中国行动（2019—2030年）》到《健康儿童行动提升计划（2021—2025年）》，一直强调青少年心理健康建设的重要性，要求加强社会宣传健康促进，培养青少年情绪管理与心理调适能力。

本书从青少年角度出发，采用漫画的形式，生动形象地展示了中医视角下青少年抑郁和焦虑的病因、表现、应对方法，以及康复过程中的常见困惑解答。抑郁不是矫情、不是脆弱，也不是洪水猛兽，它只是告诉遇到它的人们，要好好与自己的身心相处。希望阅读本书的小读者可以从中获取一定的帮助，积极而智慧地与自己的情绪相处，在未来度过形神调和、健康、充满活力生机的成长旅程！也希望阅读到本书的家长、对情志病感兴趣的读者能够更多了解青少年精神心理问题，给予自己的或者周边的孩子更多包容与接纳，你们的支持和理解将会成为孩子最宝贵的财富。

世界中医药学会联合会心身医学专业委员会会长

中华中医药学会心身医学分会主任委员

2022年10月

目录

CONTENTS

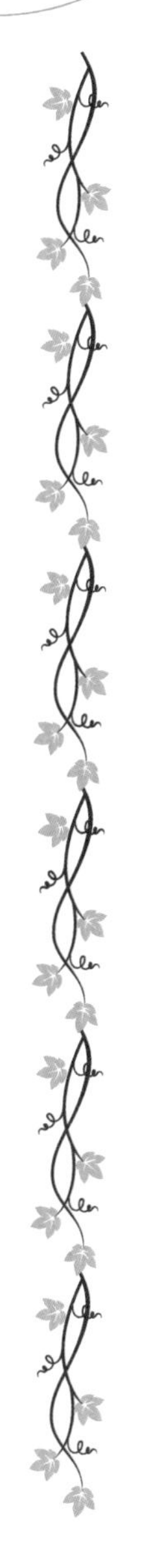

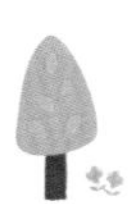

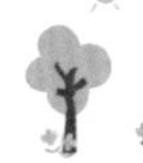

开心不起来可能是因为生病了

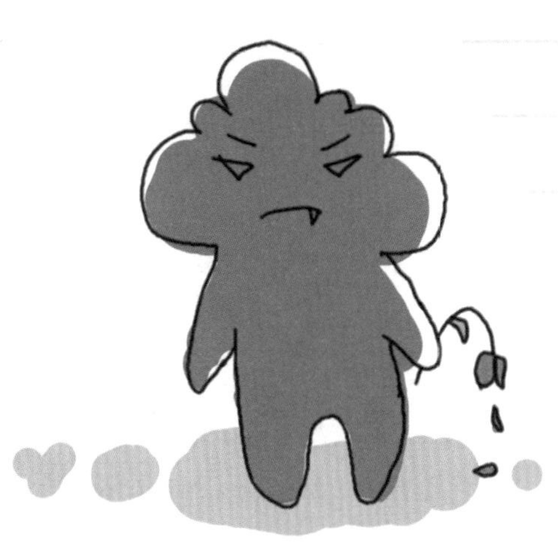

世界上有 7.5% 的青少年正在经历一种叫“**抑郁症**”的疾病，它像一层密闭又沉重的乌云把人包裹起来。

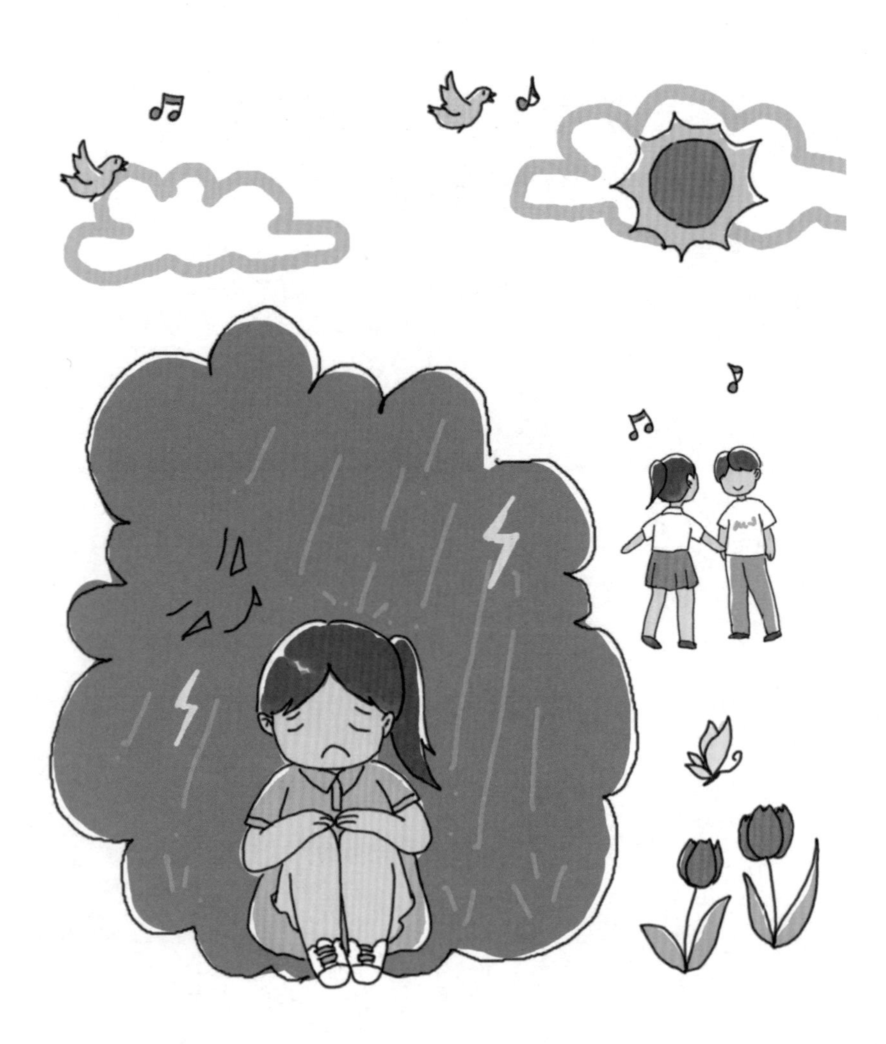

正常情况下，每个人都会有心情低落、打不起精神的时候，但是用不了多久又会恢复快乐、平静。

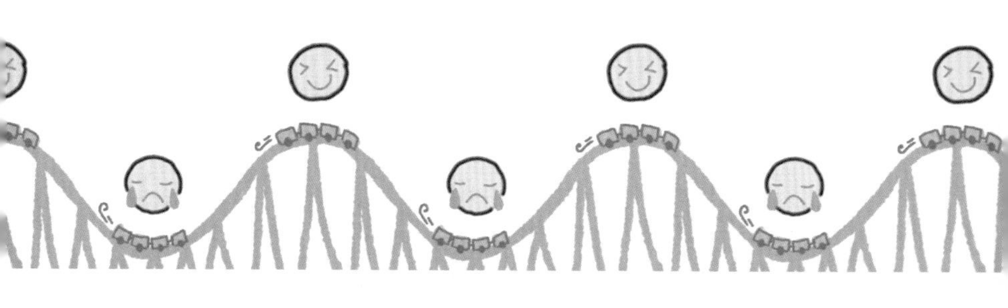

可是因为一些原因，有一部分人会经常情绪低落，持续吸引乌云到来，时间久了就被困住了。

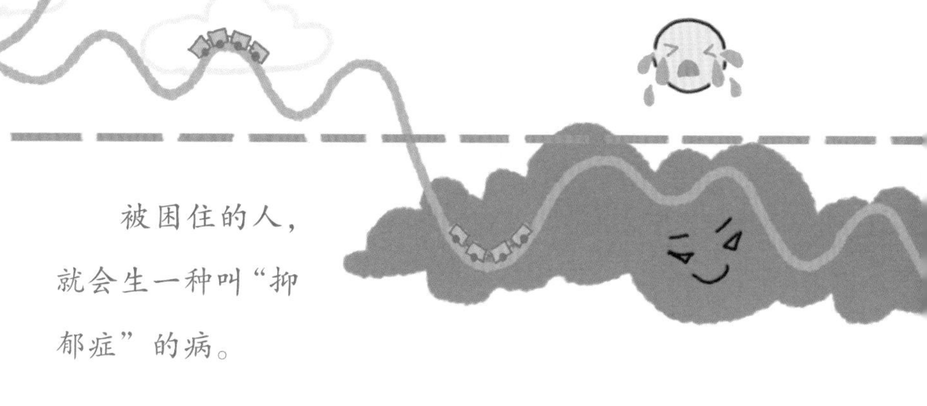

被困住的人，就会生一种叫“抑郁症”的病。

写出让你焦虑或抑郁的事，并画出它们的样子。

撕掉这页纸，
把它折成一只松鼠，
让树洞保护它。

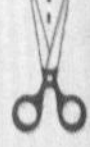

乌云人的世界是什么样子

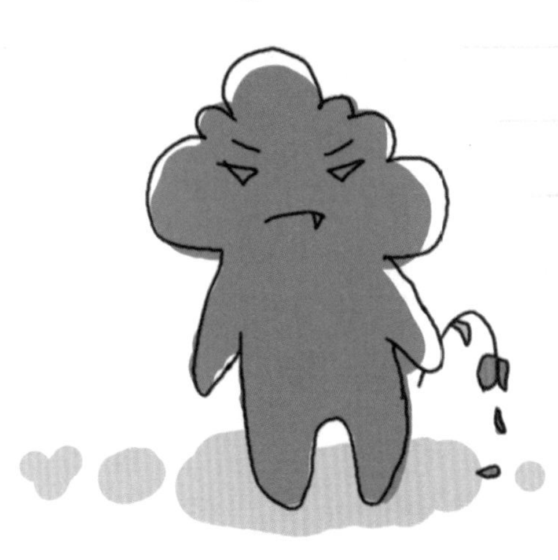

抑郁症这个乌云会把能让人快乐的事物隔绝在外面。

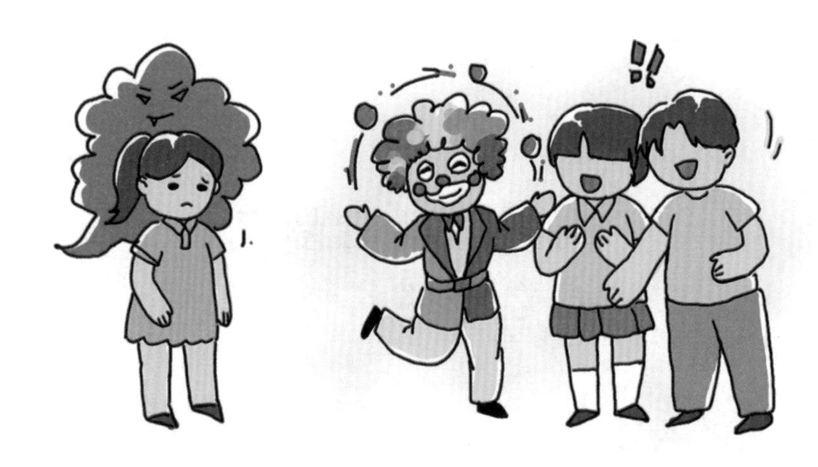

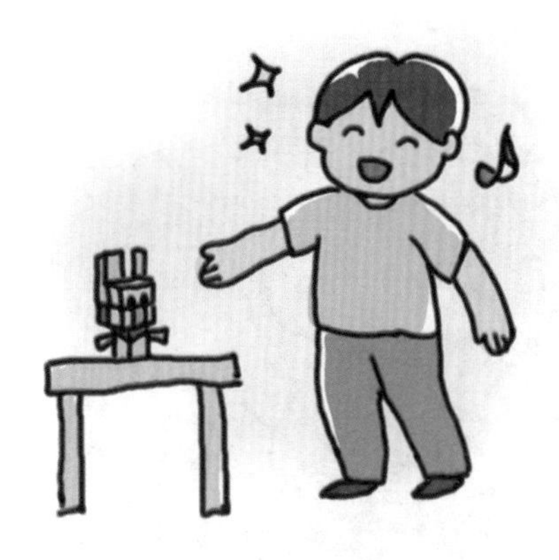

以前，玩具让我快乐。

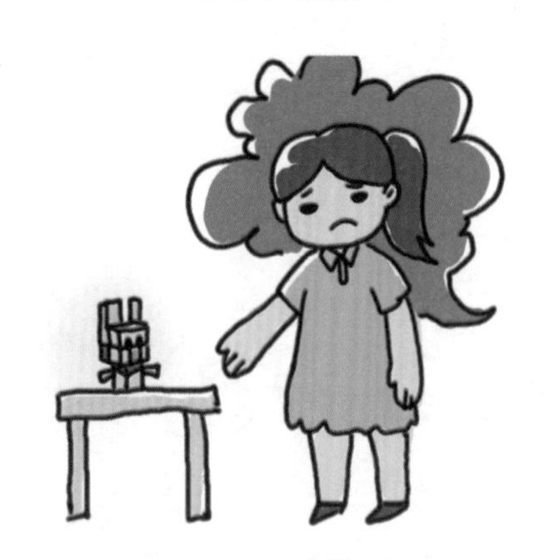

现在，却觉得什么都没意思。

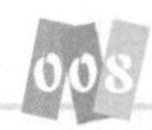

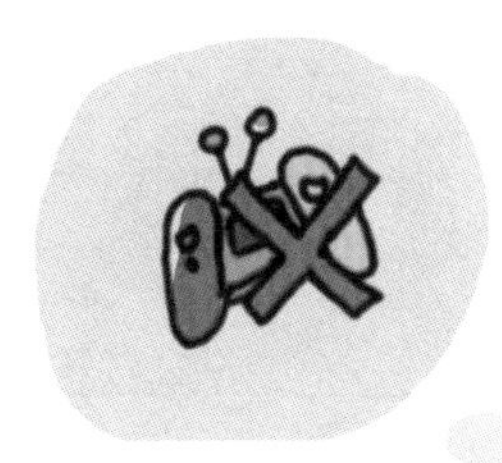

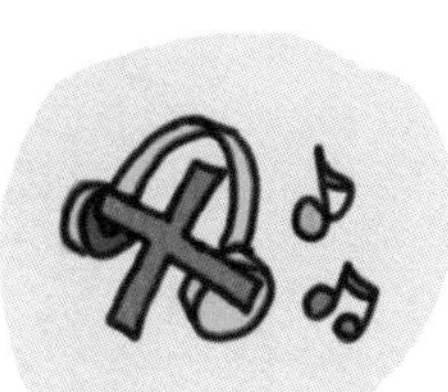

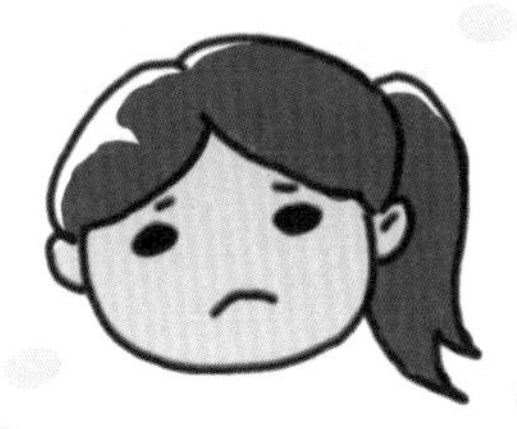

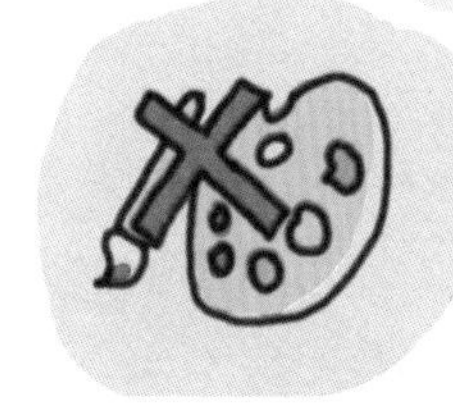

感兴趣或热衷的事情黯然失色，总觉得无聊。

乌云也会更倾向与负面情绪连接。

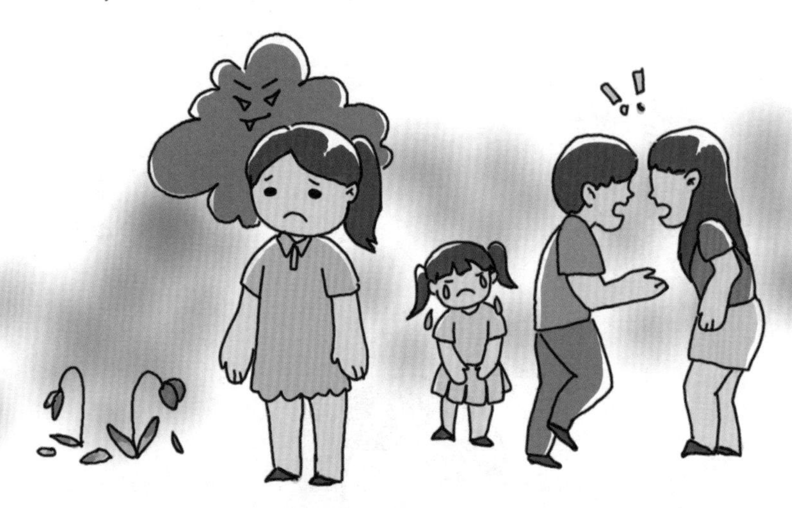

得了 85 分，看来努力就会有收获！

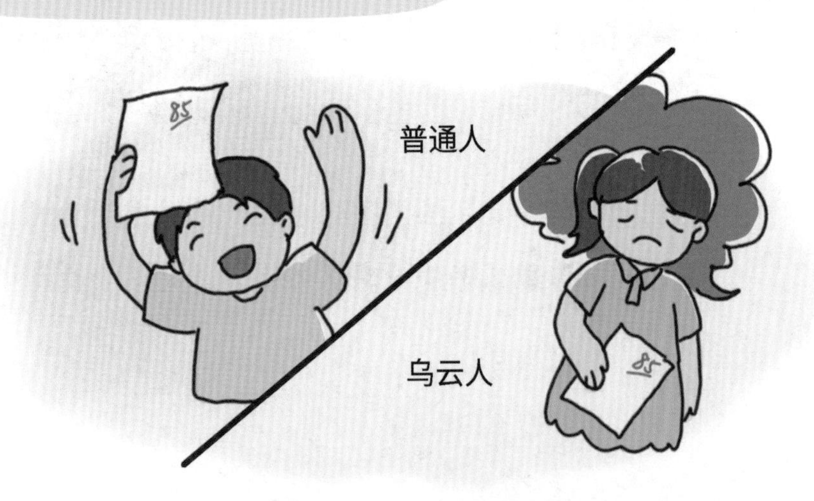

才得 85 分，我会的只有这些，考题会变，
以后再也不会得高分了。

写出让你焦虑或抑郁的事，并画出它们的样子。

撕掉这页纸，
把它折成一只小鸟，
让天空藏匿它。

乌云的里面是什么

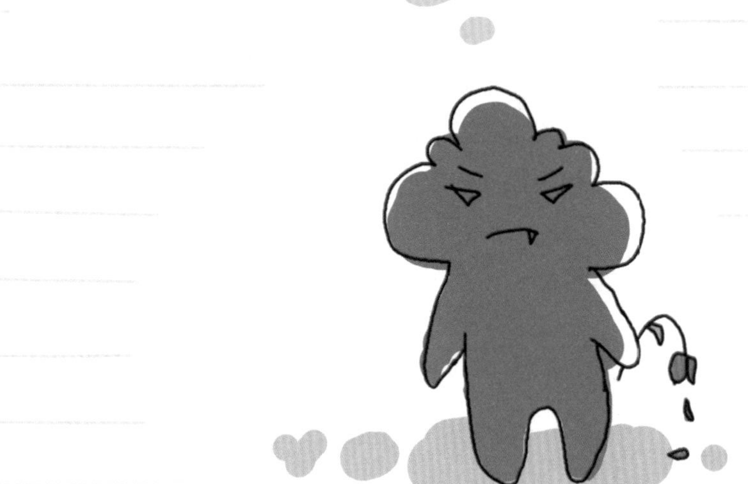

孤岛、没意思是最常见的形容词，自卑、自责、无助、没有希望是乌云里蓄积的闪电和风暴。

别人都比你长得好看。

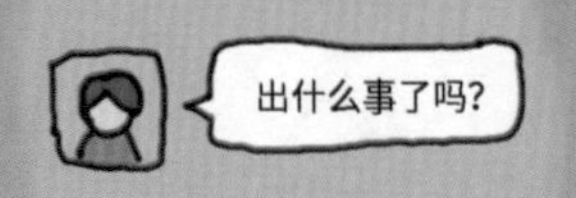

他怎么会理解你呢，
没人能帮你。

世界就是这样残酷。

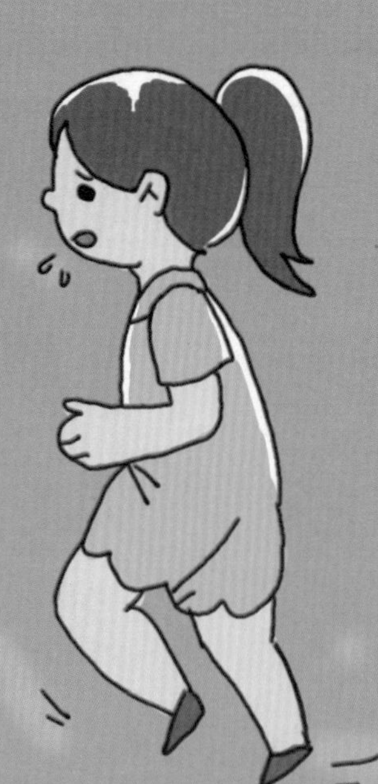

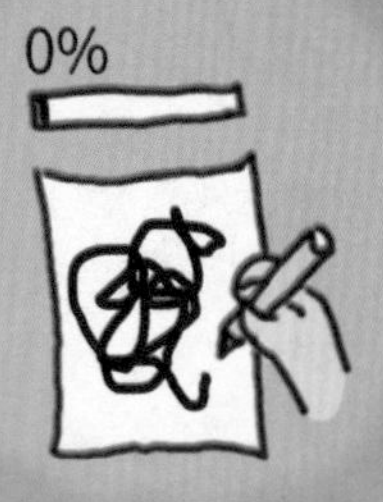

你做不好的！

精力被乌云一点点抽走，很难集中注意力，回答问题需要想很久，记忆也经常偷偷溜走。

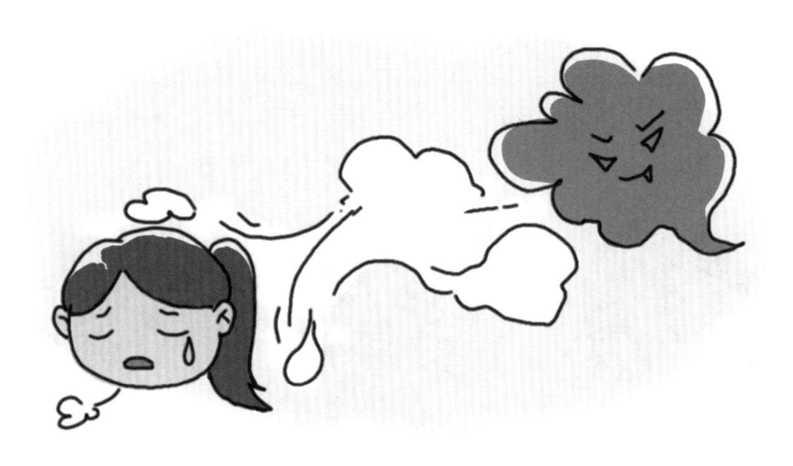

用来恢复精力的睡眠、饮食时间也被乌云占用。

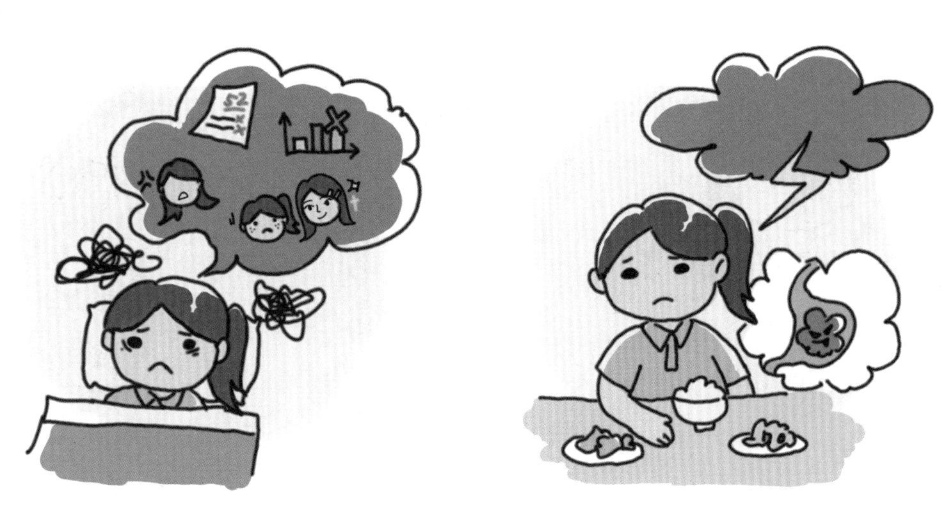

乌云注入身体，身体沉重又有些酸痛，起床时这种感觉特别明显。需要精力做事时觉得很辛苦、很累，有时候会觉得心慌、胸闷、出汗、恶心、无精打采、尿频尿急。

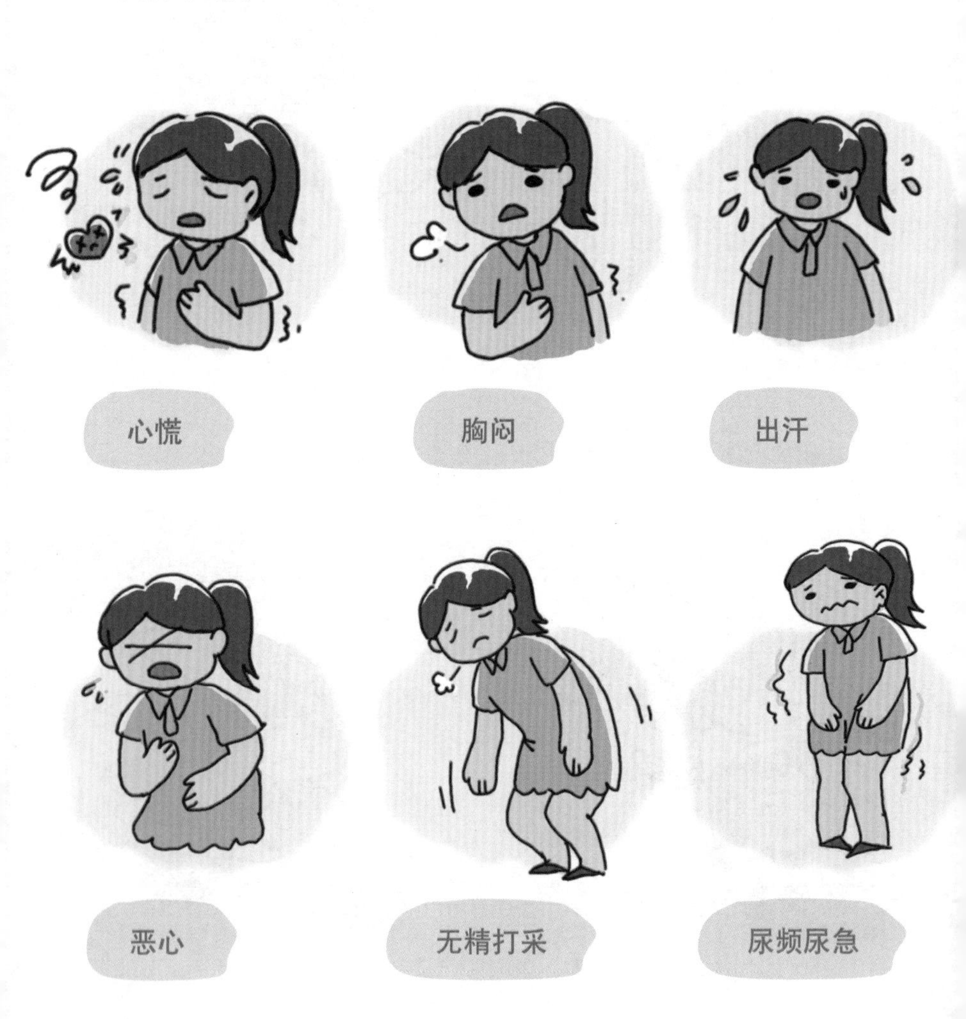

不是所有人都能看见乌云

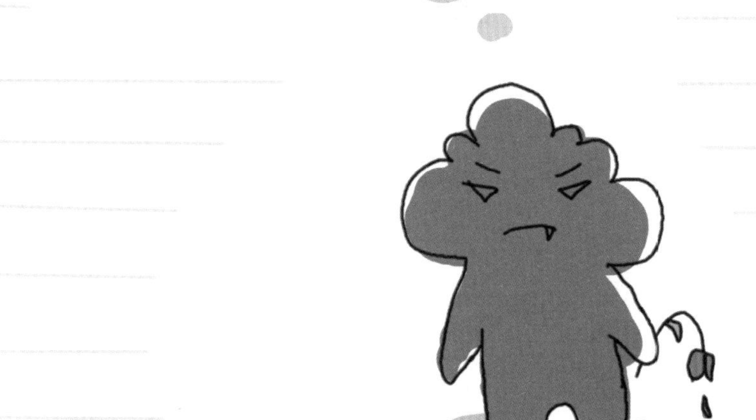

抑郁这团乌云，只有了解过或者正在经历的人才能看见它。如果你觉得自己可以看见乌云，但你的父母却看不见，请让他们带你去找专业的医生。

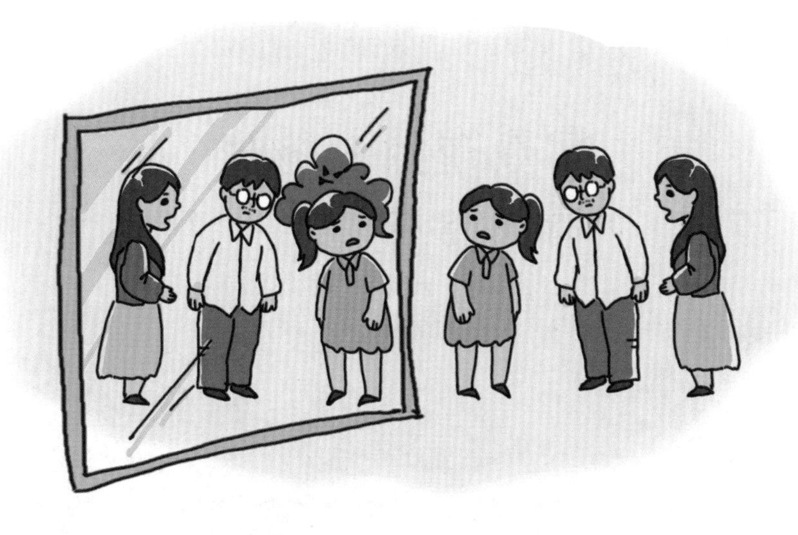

医生会教他们怎么看见乌云，有专门的“**尺子**”可以判断抑郁的严重程度，医生也会帮你给乌云打开一个洞，让光照进去一些。

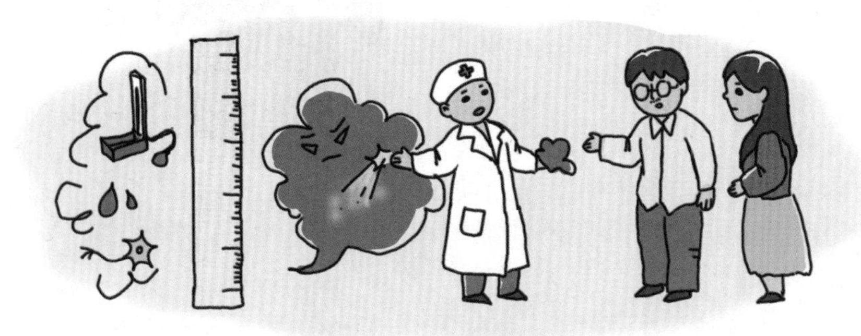

你的同学、朋友、家人可能并不太清楚乌云的属性，所以他们无意说的话会被乌云利用，转化成攻击你的刀剑。现在，你已经知道刀剑不好躲开，所以提前准备好袋子，把这些刀剑暂时收起来，不要仔细看这些刀剑上写了什么。等乌云散去，袋子会自己清空一切。

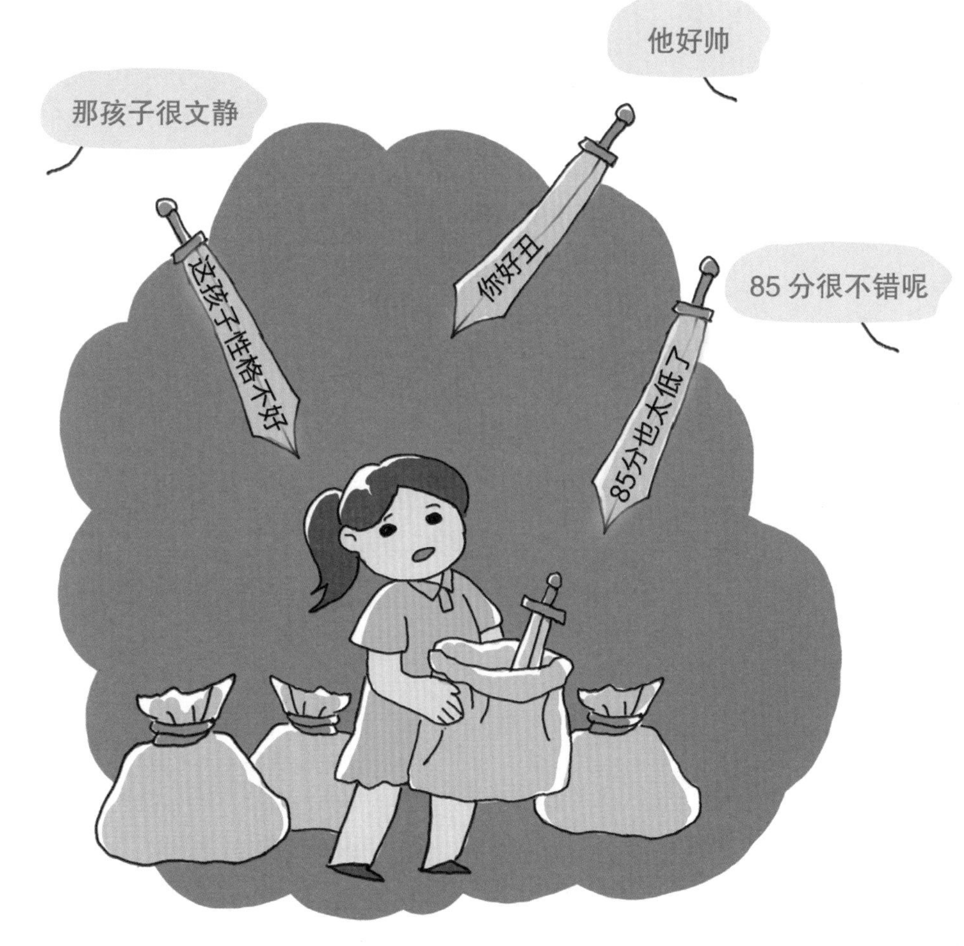
他好帅
那孩子很文静
你好丑
这孩子性格不好
85 分很不错呢
85分也太低了

写出让你焦虑或抑郁的事，并画出它们的样子。

撕掉这页纸，

把它折成一只小马，

让大地拥抱它。

乌云有个亲密的朋友——焦虑兔

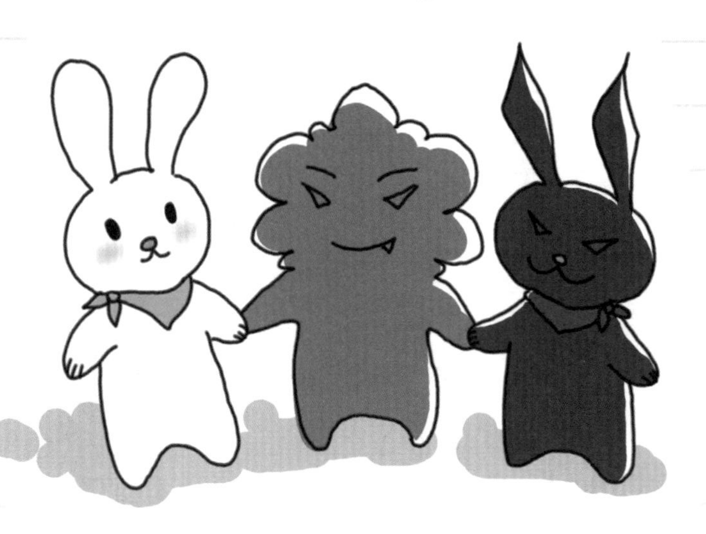

我是焦虑兔，我有两种形态，“常态小白”和“暴走小黑”，我和乌云是最亲密的搭档。压力和挑战是呼唤我的号角。

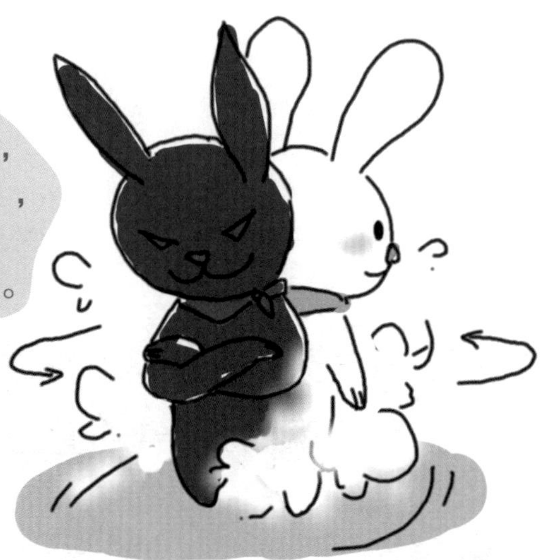

紧张、害怕、焦虑是一种正常的情绪，它会帮我们迅速脱离危险。

过分的紧张又叫**焦虑障碍**，也是一种疾病，常常会和抑郁相伴出现，并且互相加重。

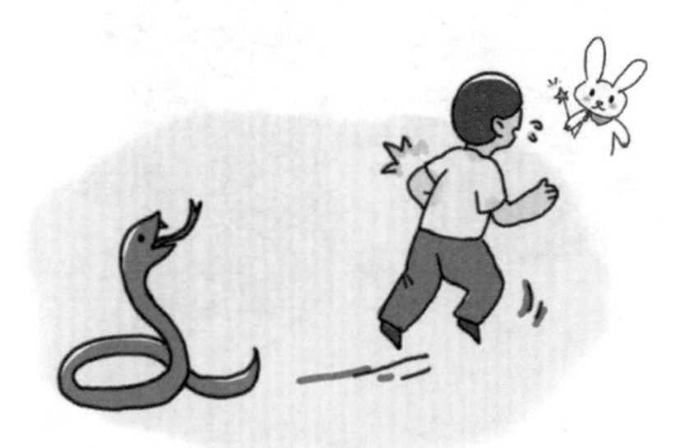

耶克斯－多德森定律发现，激动程度与表现程度呈倒U形曲线的关系。

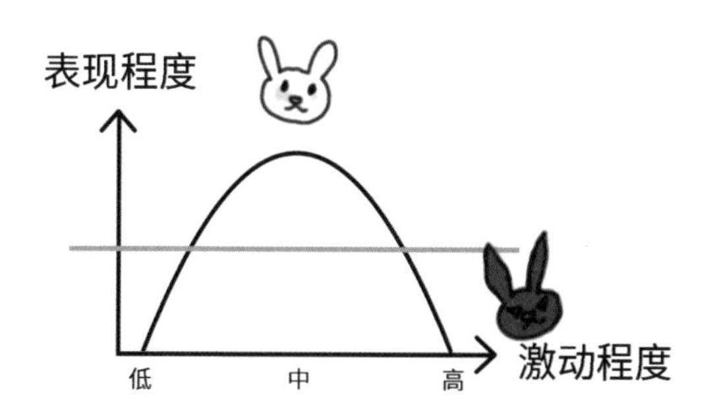

适当的焦虑可以让我们的表现更优秀，只有超出正常值的焦虑才可能是疾病状态。

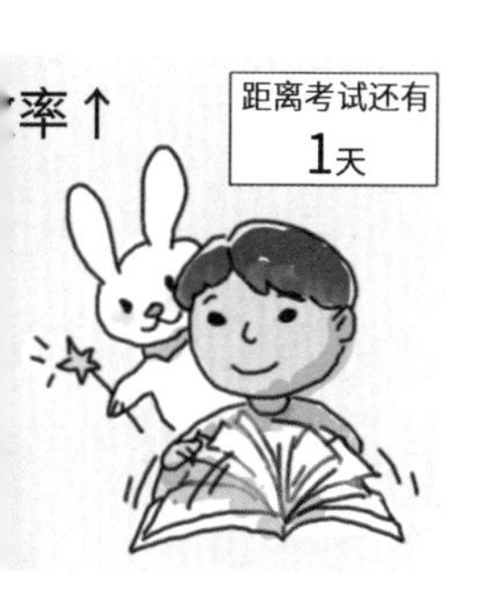

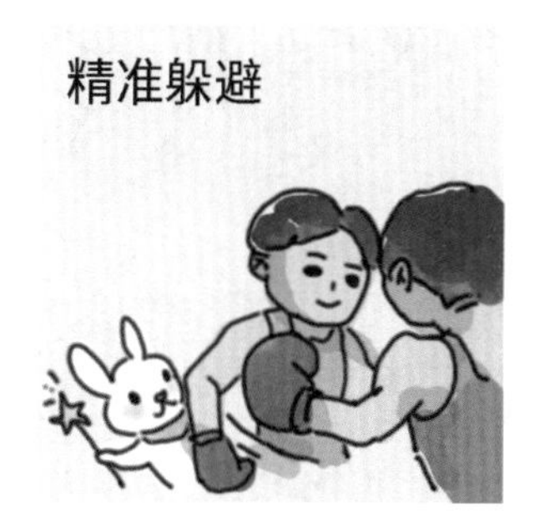

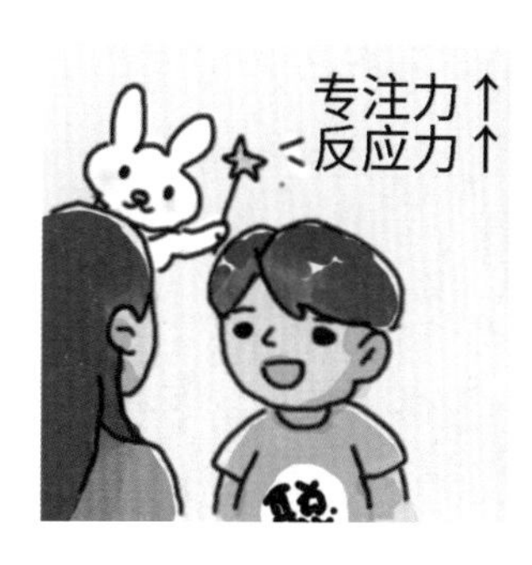

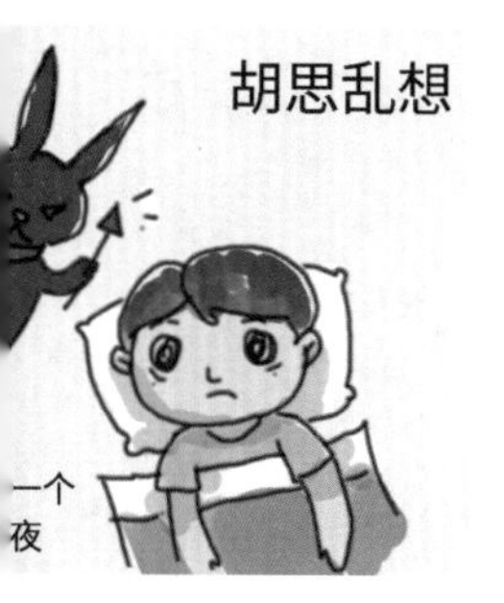

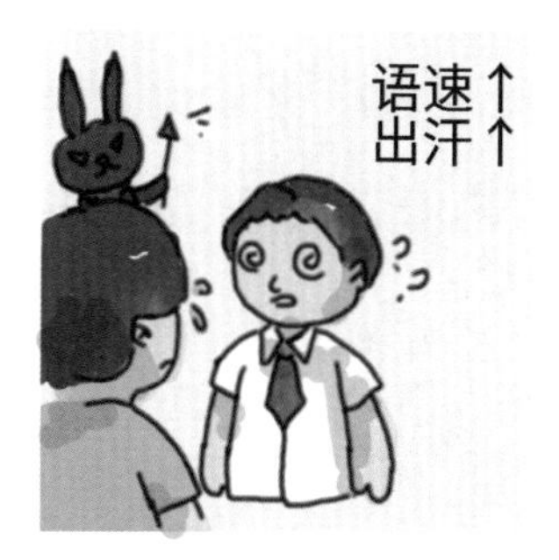

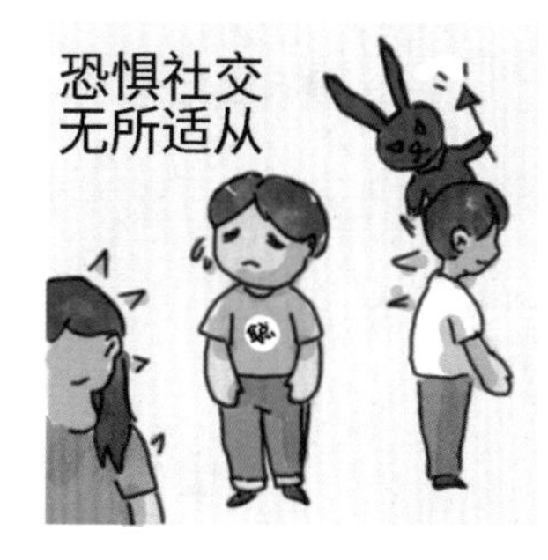

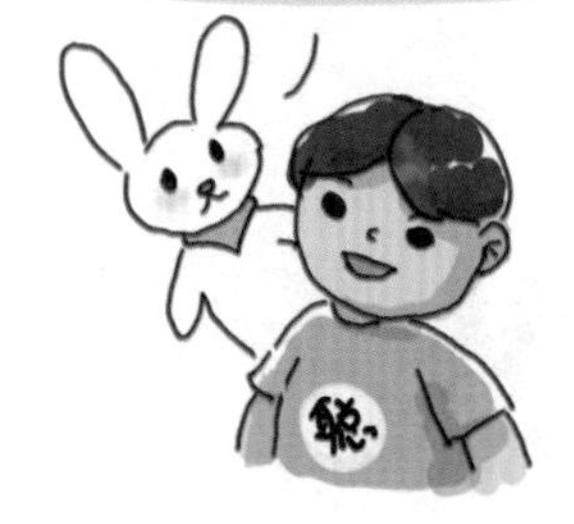
我们是朋友。

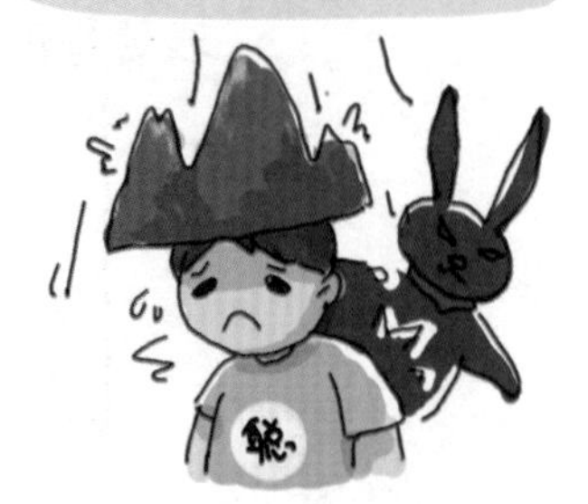
看见我就说明你的
情绪“超载”了。

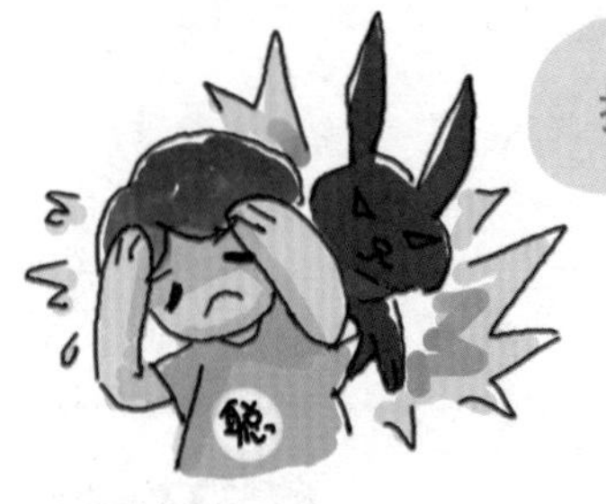
持续暴走。

疾病状态的焦虑称为焦虑障碍，与正常状态的焦虑紧张情绪相比，更难找到紧张、担忧的合理原因，且持续的时间更长，对生活的影响更大。患有焦虑障碍的人常常表现出与实际身体健康状态不相匹配的不舒服，比如心慌、恶心、头晕，等等。

医学上的焦虑障碍包括很多类型。

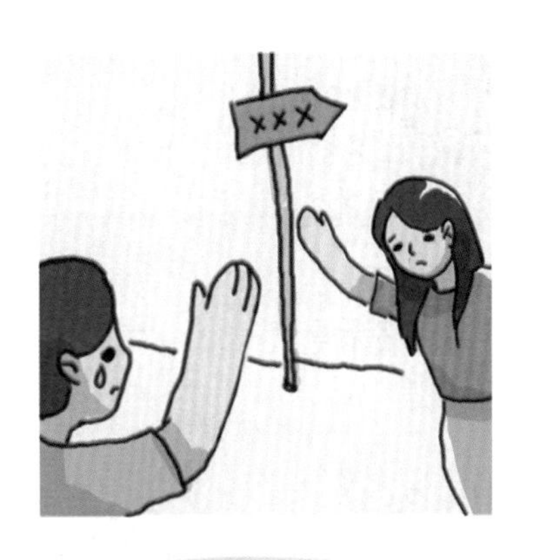

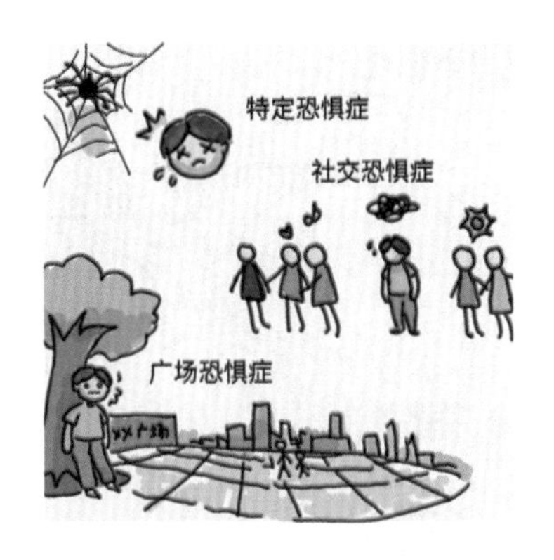

分离焦虑
特别担心离开熟悉的环境或和亲密的人分开，害怕独处。

恐惧症
明知不合理，但仍难以自制地担忧某些环境、事件、人和物体。

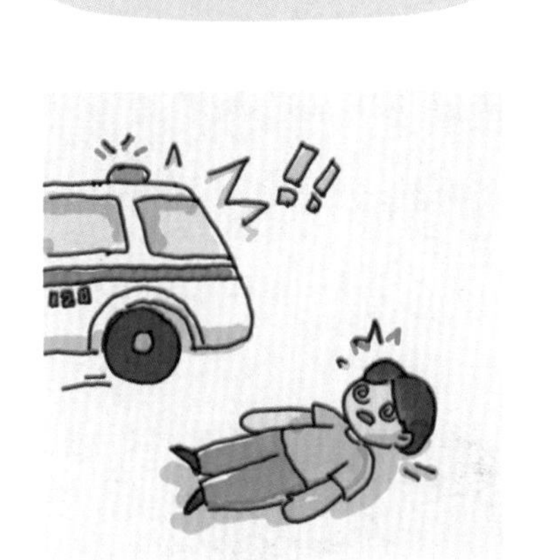

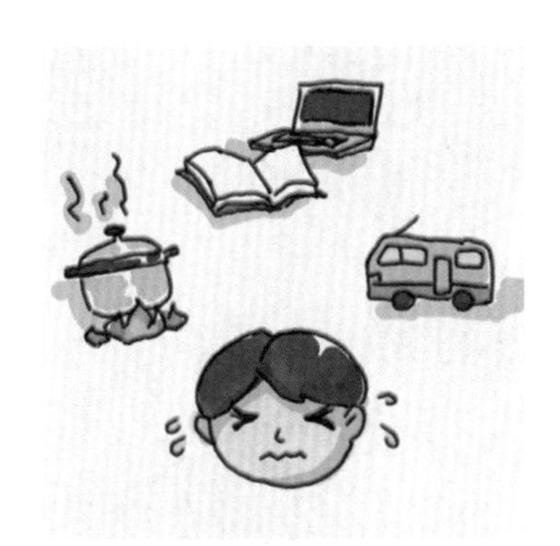

惊恐发作
突然严重心慌、呼吸急促甚至晕厥，有濒死体验。

广泛性焦虑障碍
对多种境遇表现出过分担忧。

焦虑障碍有三大类表现。

心·理警觉

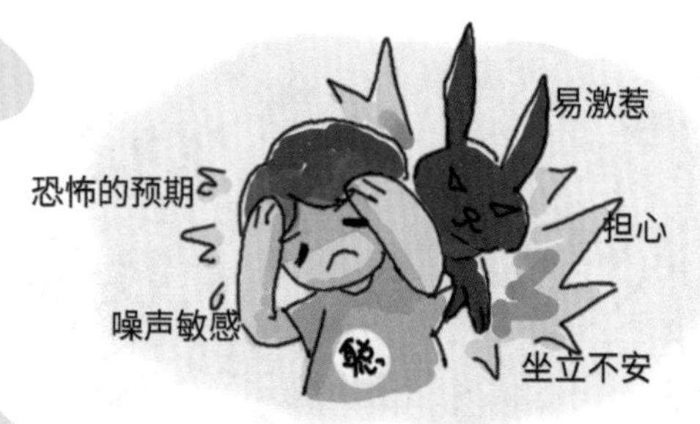

身体警觉

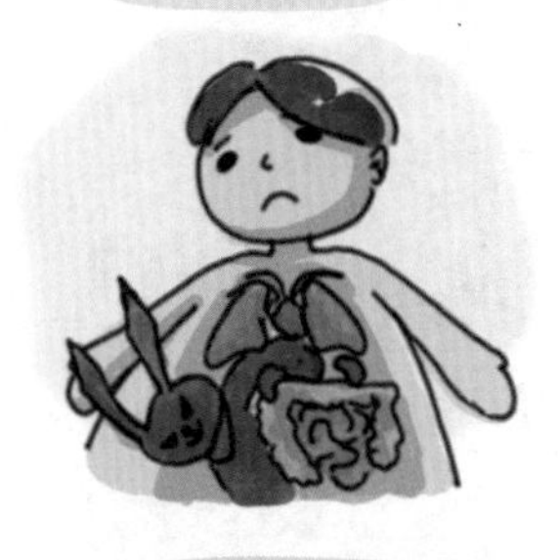

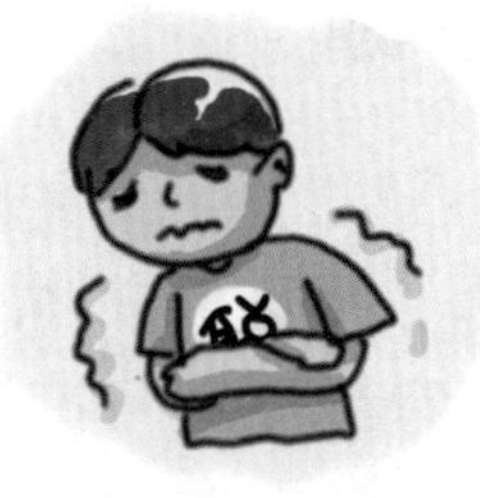

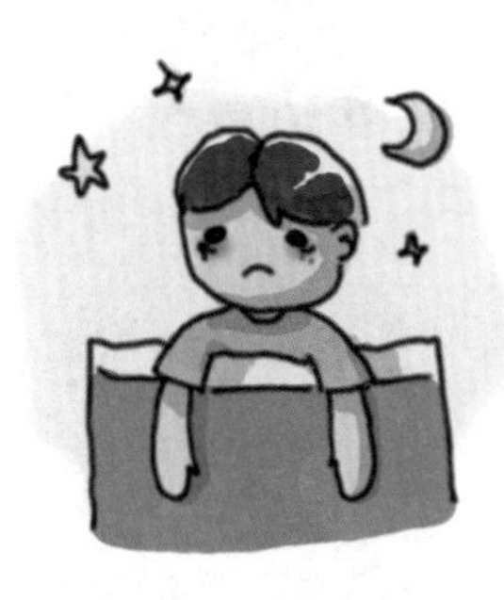

胃肠道不适、胸闷憋气、心慌、尿频、尿急、月经不调。

肌肉紧张、头痛、震颤。

失眠、多梦易醒。

行为改变

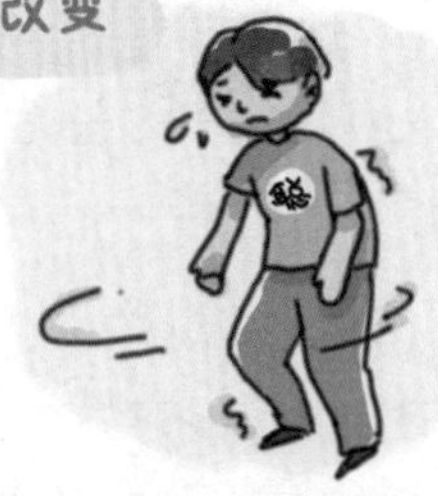

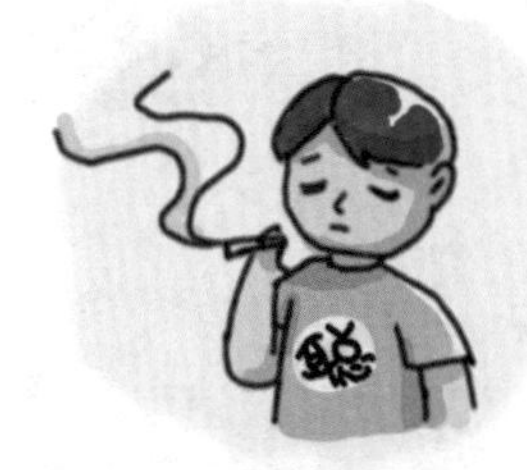

小动作变多，坐立不安。

易退缩，依赖烟酒、甜食、药物等。

焦虑障碍很常见。

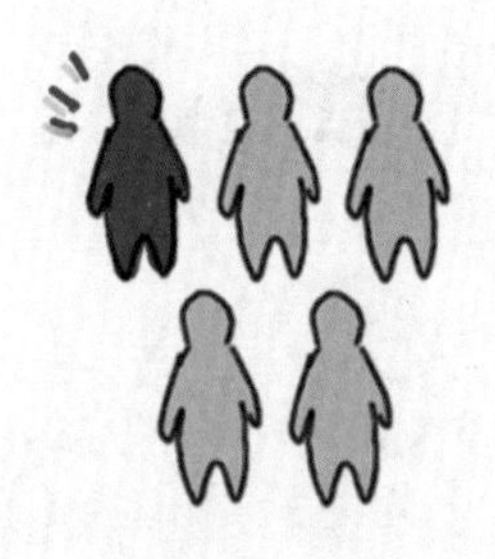

焦虑终身患病率为 13.6% ~ 28.8%。

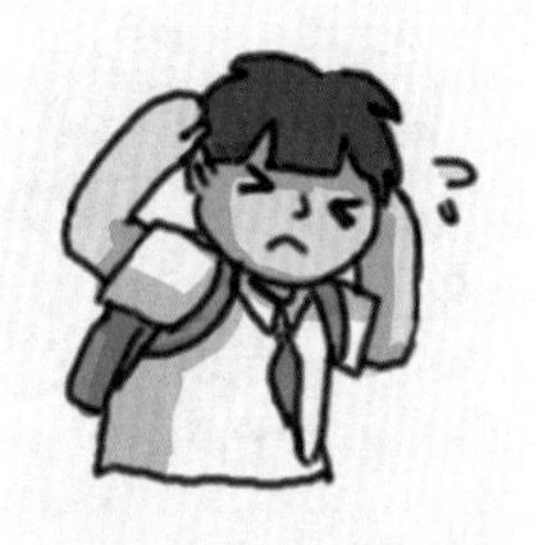

80% ~ 90% 的焦虑障碍在 35 岁以前发病，发病的高峰年龄为 10 ~ 25 岁。

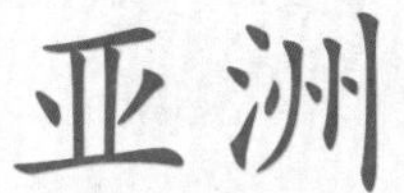

亚洲国家患焦虑障碍的人群中，特殊恐惧、社交恐惧、广泛焦虑障碍比较常见。

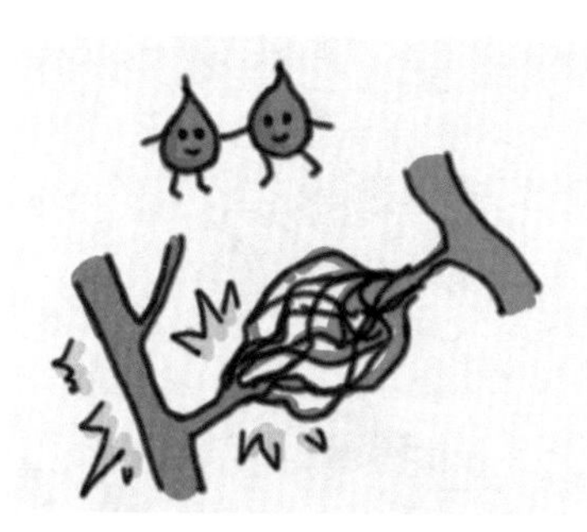

研究发现，焦虑会影响血流的变化，与高血压、心脑血管疾病相关。

什么造成了焦虑障碍？

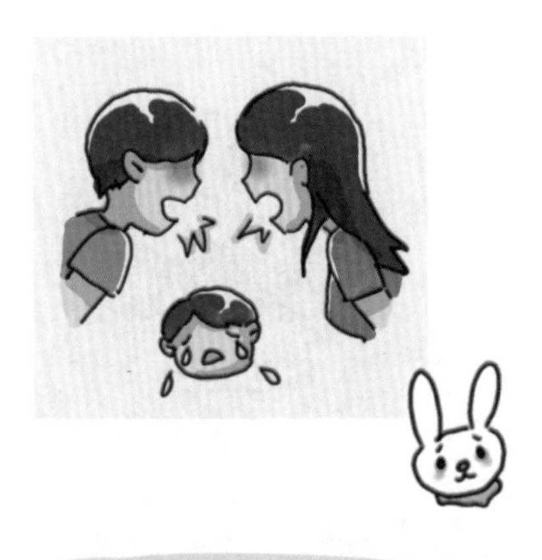

童年的不良经历。

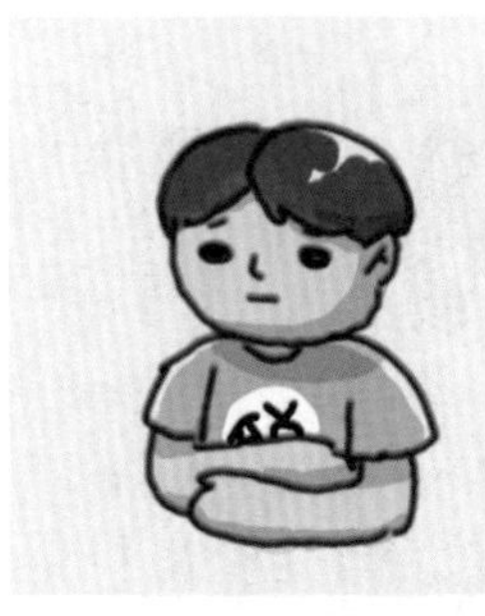

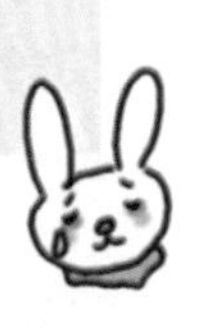

个性古板严肃、保守、敏感孤僻、多愁善感的性格。

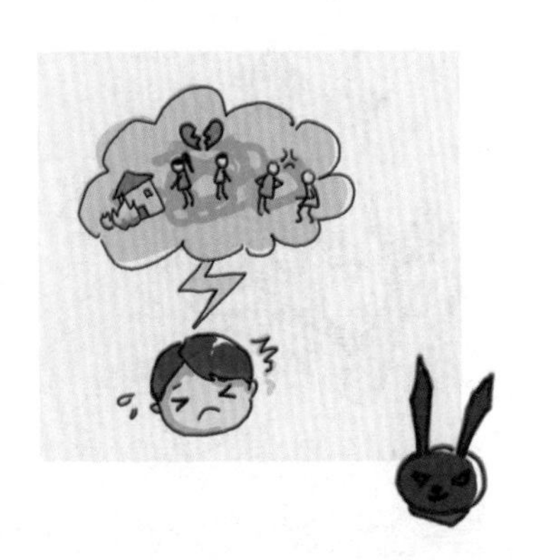

刺激事件或持续的压力引发内心冲突。

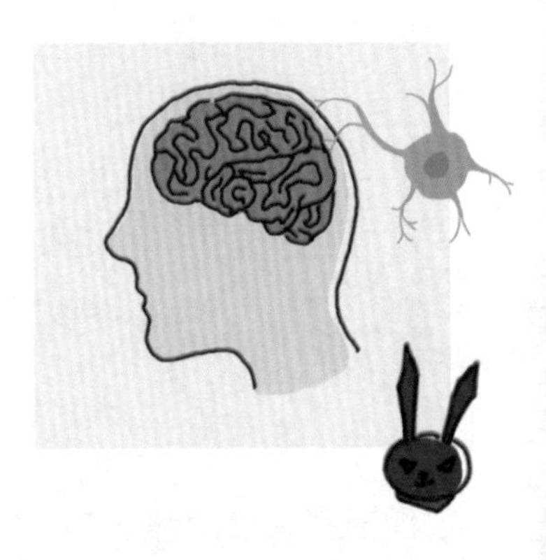

大脑内部结构功能连接异常，神经递质失去平衡。

焦虑障碍会让人的体验很差，并且会让乌云更容易缠上我们。想要让焦虑兔安稳下来，变回陪伴我们生活的正常情绪，我们可以做些什么……

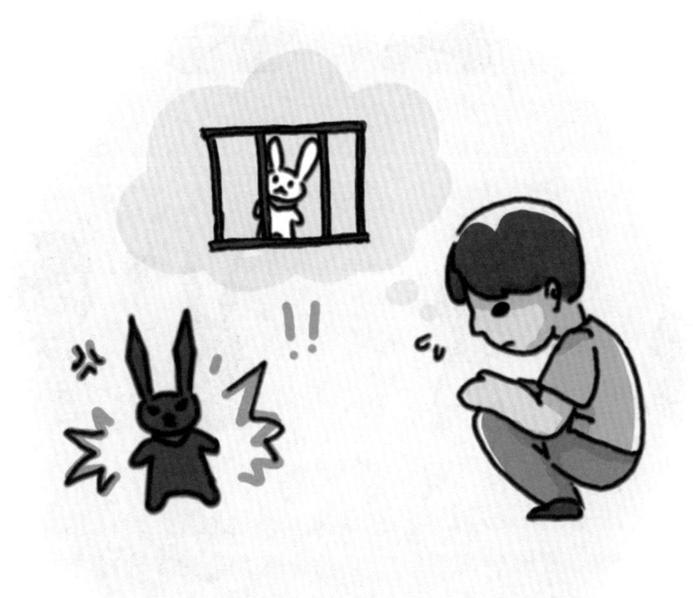

承认焦虑的存在，
看见并接纳是改
变的开始。

看见它

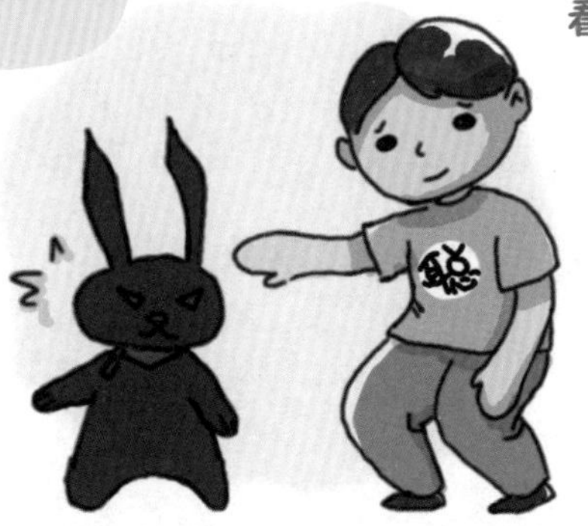

闭上眼

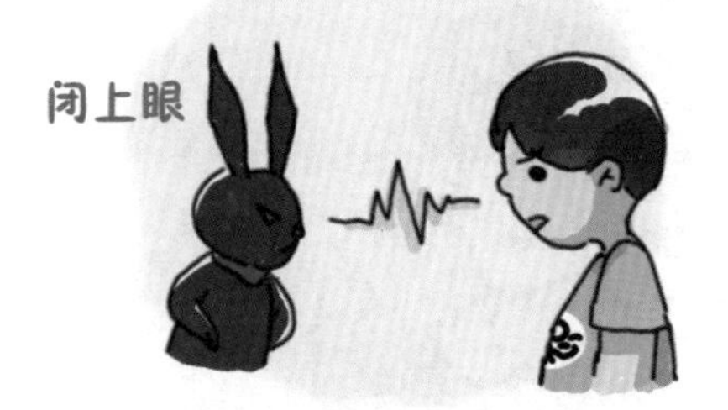

适当的逃避可以暂时
缓解不适，直面并处
理焦虑也是有必要的。

拥抱它

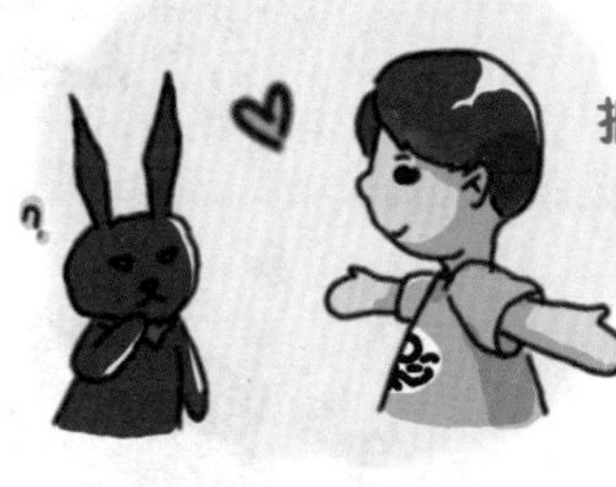

此刻，允许情绪的出
现，不评价对错好恶，
不责怪自己或外界，
理解焦虑带给自己的
信息。

如果不知道具体怎么做，可以请医生帮忙。

给自己的焦虑评评级。

给自己当下的感觉打个分数：0 ~ 10 分。
0 分代表此刻我很舒服，10 分代表我的担忧和恐惧已经无法忍受了。

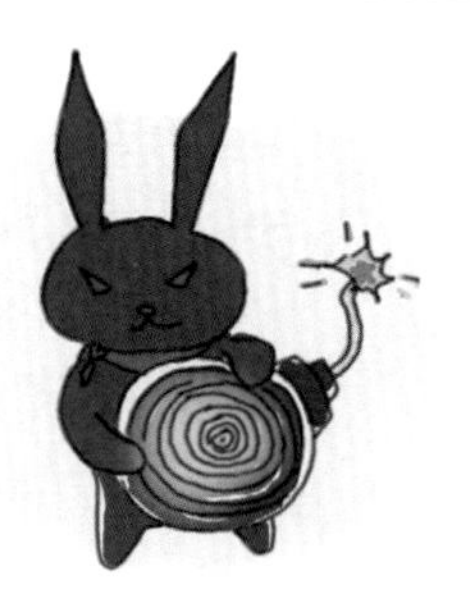

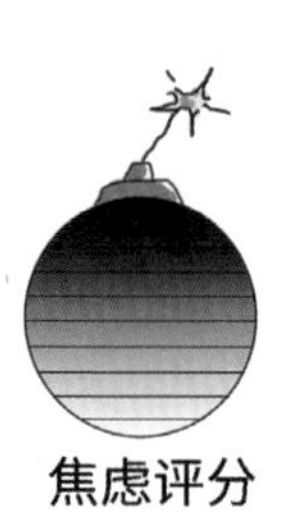

可以随时打分，如果你的评分连续几个月出现 10 分，说明焦虑正在严重地影响你的生活，请跟心理咨询师或专科医生聊聊！

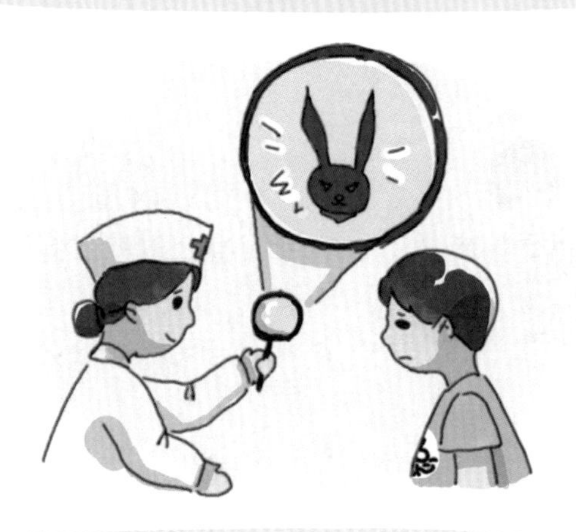

医学上，焦虑有专门的评估方式，比如结构式访谈、量表、脑成像，等等。

给自己的压力分分类。

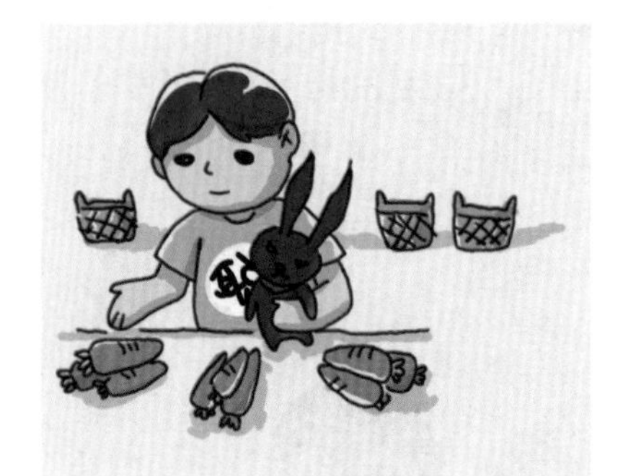

压力应激下，内心的冲突是焦虑的直接影响因素，尝试分析自己正在经历的压力，逐个写下来，然后感受一下它对你的影响程度。

把影响程度最大的压力单独写出来。

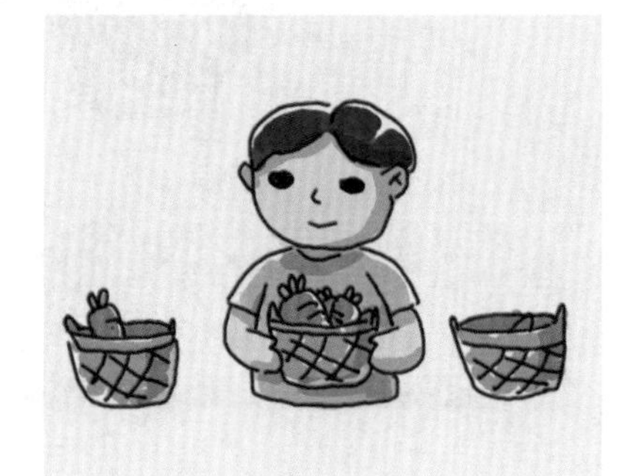

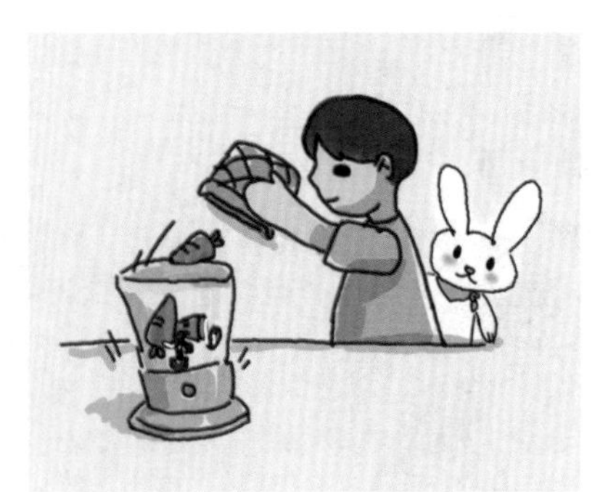

尝试给压力找些消解的途径，以解决问题为出发点，或者郑重地写在一张纸上然后丢掉，给自己减压。

动动手，动动脚，甩掉烦恼，甩掉焦虑。

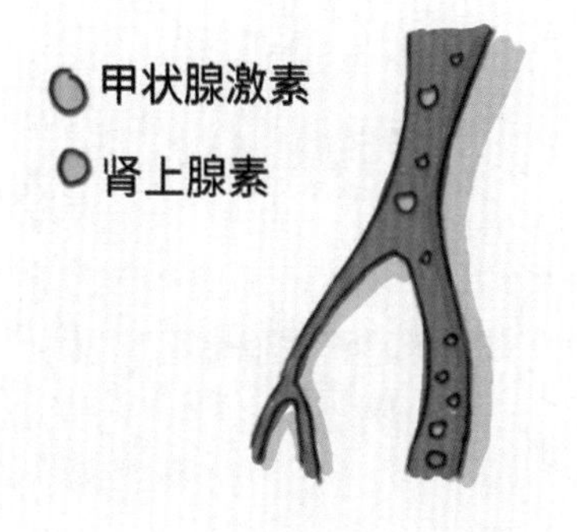

肾上腺素会让我们身体警觉、肌肉紧张。

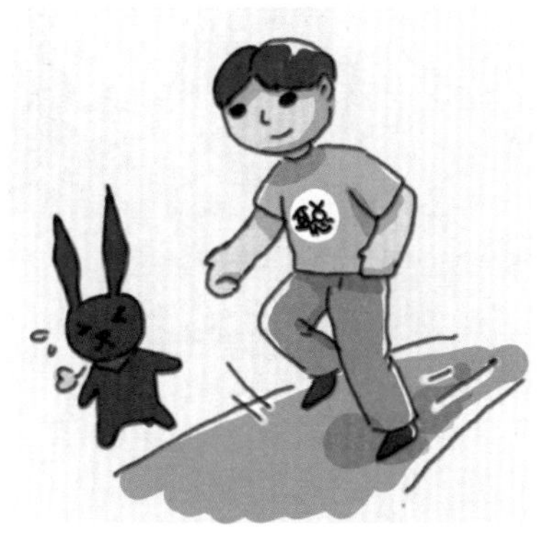

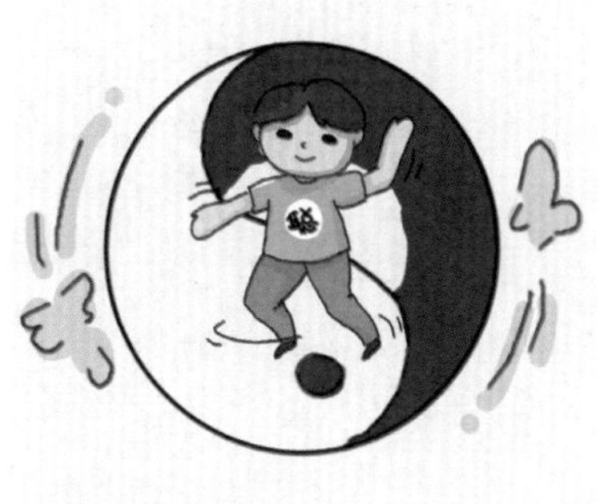

运动可以加速血液流动，代谢焦虑带来的过量的肾上腺素。运动还可以刺激大脑中的快乐神经递质增加，分散过多的思虑。中医学认为，适当的运动可以调动气血运行，改善脏腑功能。

当焦虑心烦的情绪突然走访时。

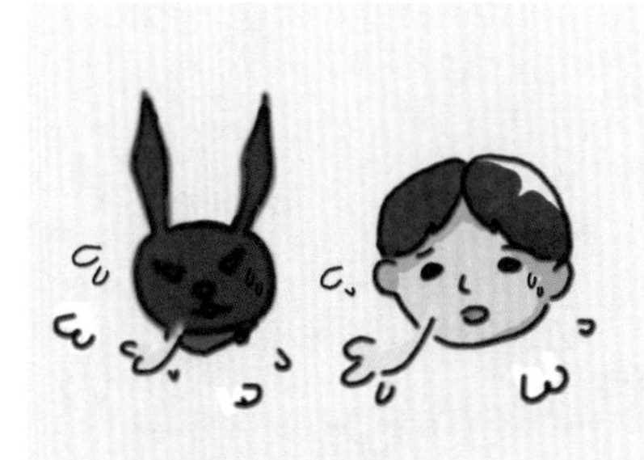

尝试深呼吸，给自己3分钟时间只做深呼吸这一件事，深吸气小腹鼓起，收起小腹呼气。深呼吸可以很快帮你放松紧绷的神经。

暂时远离让你焦虑或恐惧的事物，找个轻松的角落让自己放松下来；愤怒的时候可以先选择没有伤害性的发泄方式释放自己，然后再想解决或沟通的方法。

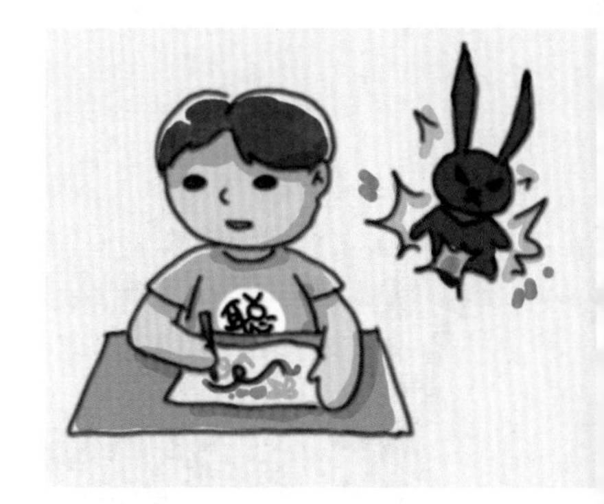

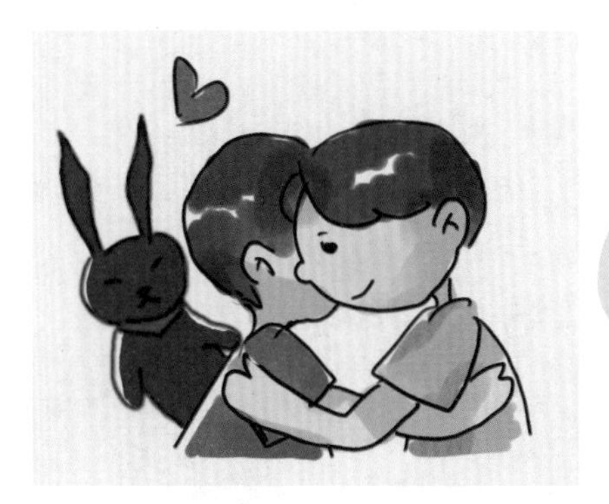

找可靠的人谈谈心中所想。

写出让你焦虑或抑郁的事，并画出它们的样子。

撕掉这页纸，
把它折成一只小船，
让河流带走它。

不想努力了……

我可以就做个乌云人吗

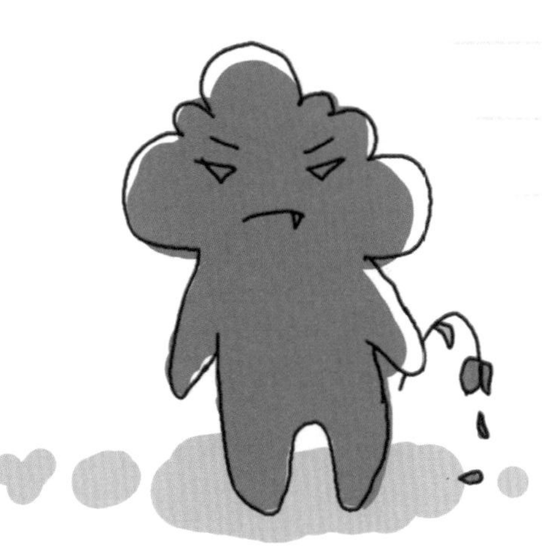

抑郁会让人陷入无望的思考模式，由此带来的消极抵抗常常会让“预言”成真，验证自己没有价值、生活没有意义的“假说”，长此以往乌云人会习惯住在乌云里。

假设

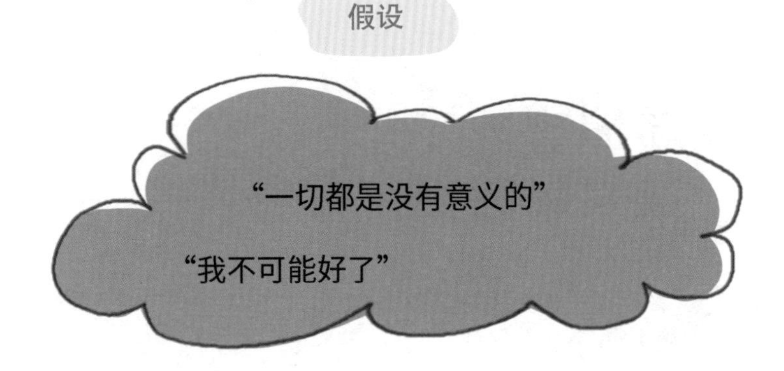

引入公式

有能力完成的事
+
未知的波折
+
提前认定的“我不行”
=
各种形式的放弃抵抗

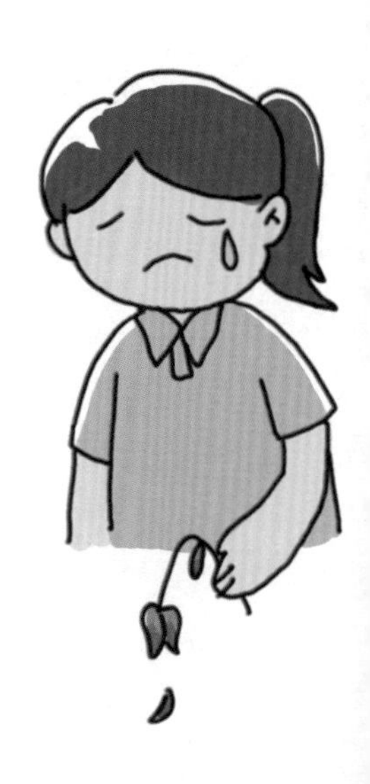

结论

果然做什么都是不行的。

很少有人能从他人的描述中认同“意义和价值”到底是什么。20岁、40岁、60岁对“意义”的定义也是不同的。抱有这个疑惑，不着急否定或者肯定，往前走走。

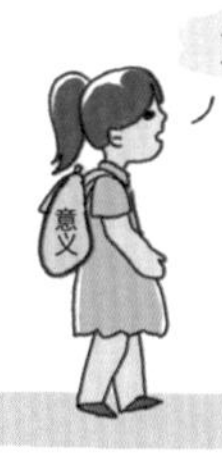
意义
意义是什么？
旅行？
帮助弱小？
吃饭？
做家人的依靠？
治愈疾病？
让大家吃得饱？

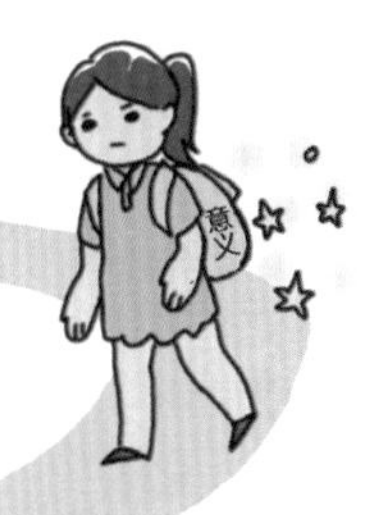
意义

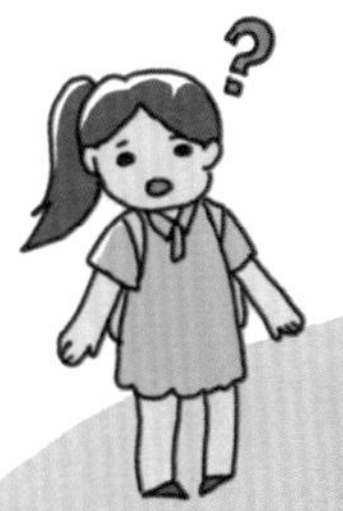
不知道“什么事有意义”也没关系，
先看看其他人在做什么，暂且跟着大家一起
探索，沿路可能遇到星光指引。

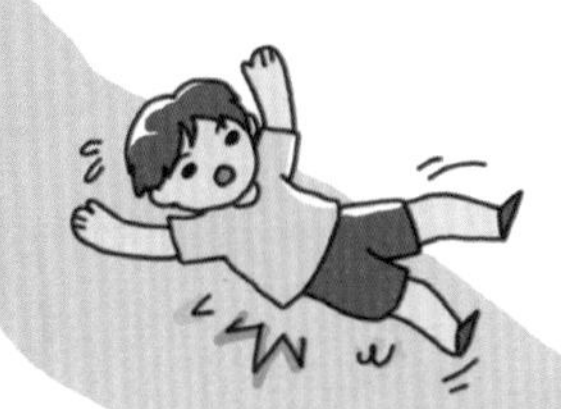

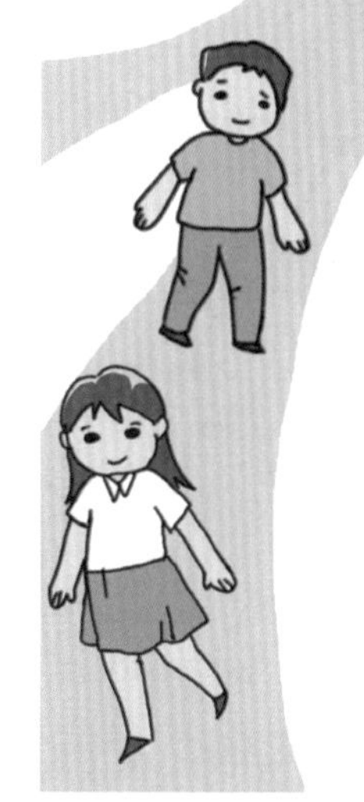

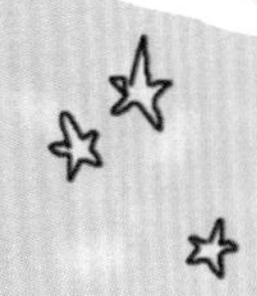

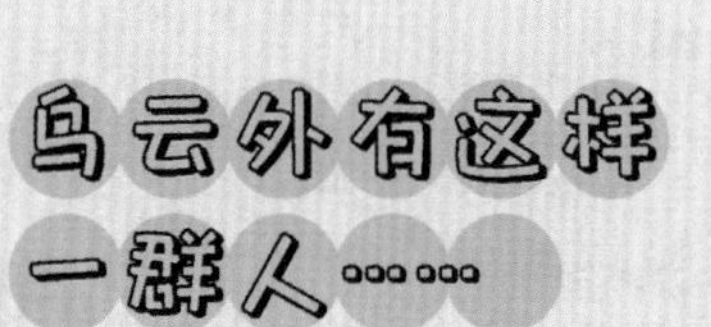
乌云外有这样
一群人……

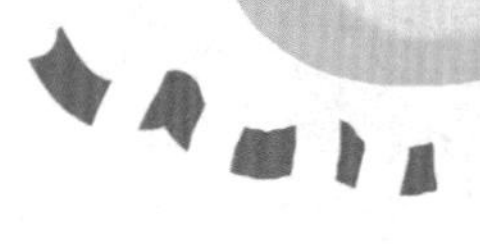

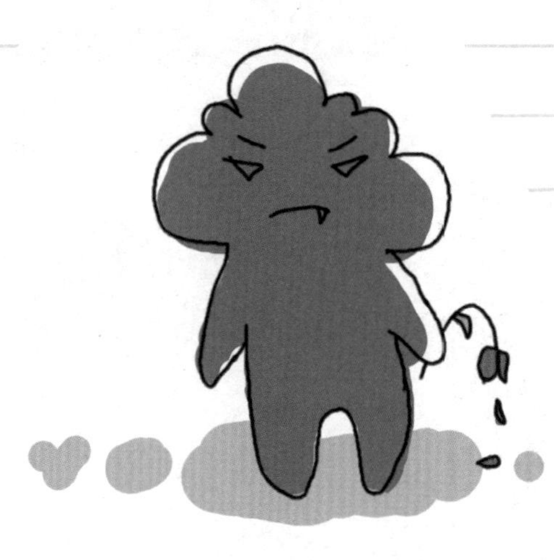

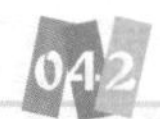

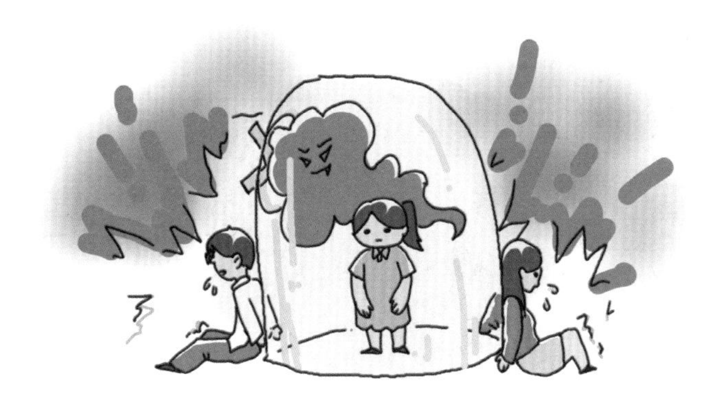

每个乌云人周围都会有爱他们的人，当他们意识到乌云的存在时，会给生病的小孩建立一个特殊的“防护罩”。大部分情况下，乌云会因此暂时消停一些；只是这种“防护罩”不太好把握，有时会把乌云散开的窗口也关掉。

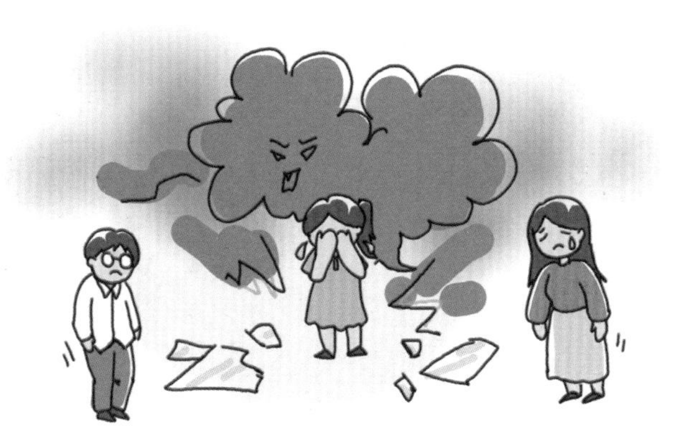

“防护罩”搭建和维修需要耗费很大的精力，如果不小心打破，里面的乌云会变得更加凶残，“防护罩”的提供者也会很难过。

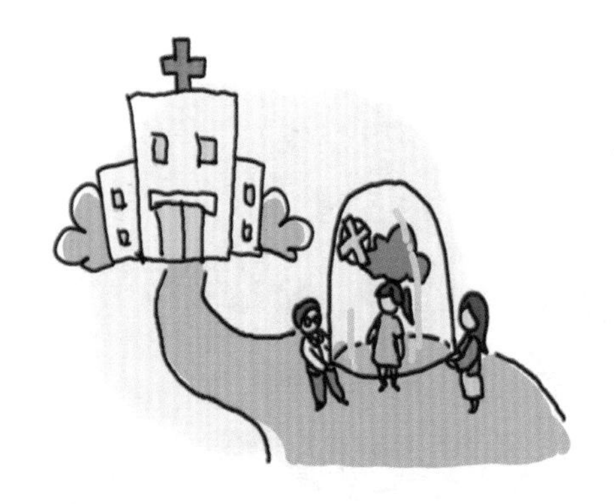

如果你发现自己被“防护罩”保护着，恭喜你正被努力地爱着。可以的话，跟他们一起去找专业的心理医生寻求一些帮助和指导。

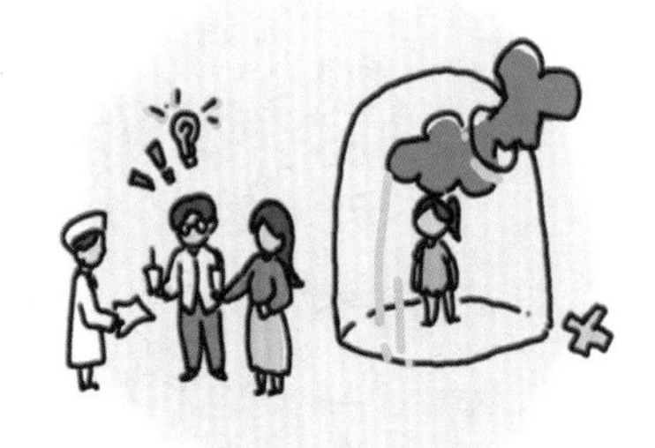

那里有更合理的“防护罩”搭建模型，可以帮你疏散周围的乌云，那里也有不错的能量补给给爱你的人。

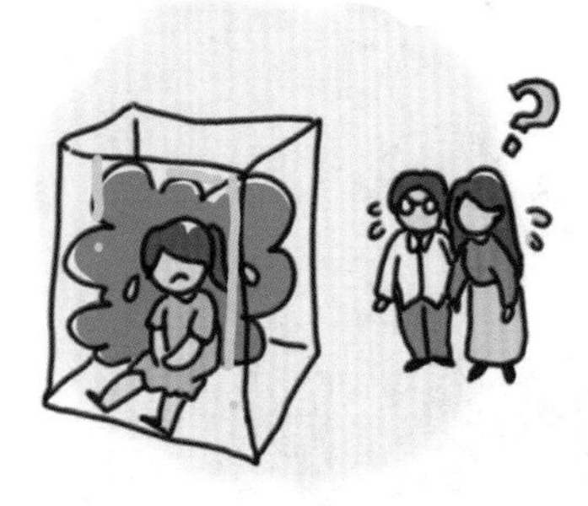

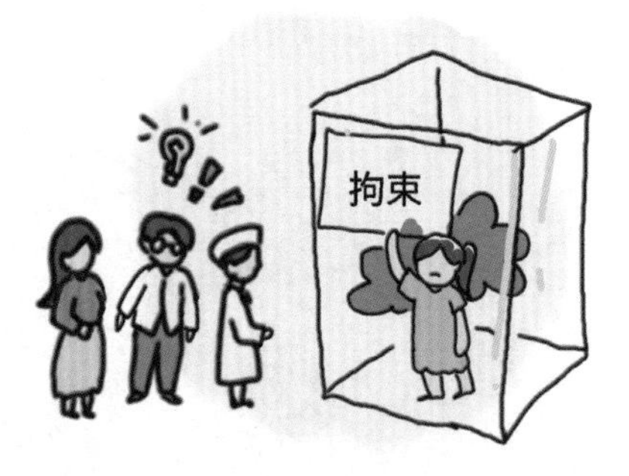

有时候亲人搭建的“防护罩”不一定完全适合你，它可能会让乌云更暴力。如果亲人搭建的“防护罩”让你不舒服，记得一定要说出来。这可能是他们怎么都看不到的“漏洞”，把这个感受告诉你的亲人和朋友，大家一起帮助你进行调整。

写出让你焦虑或抑郁的事，并画出它们的样子。

撕下这页纸，
把它折成一朵云，
让风儿吹散它。

我想离开乌云
应该怎么做

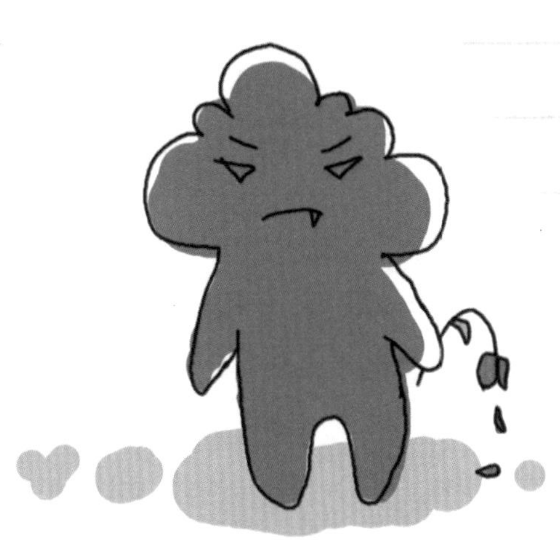

拥有一个健康的身体，让身体“安稳”下来。

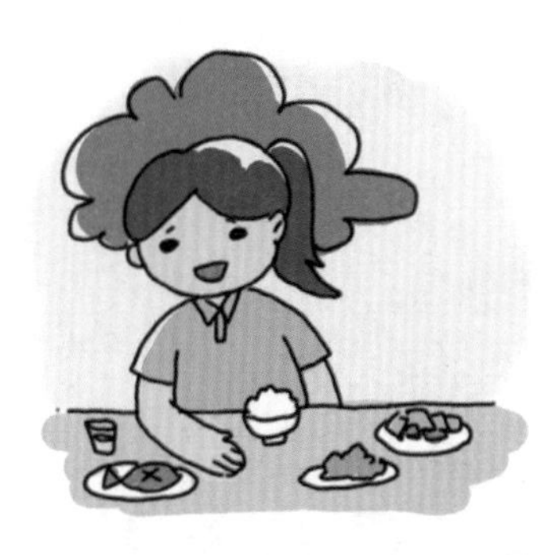

规律三餐，合理搭配饮食，可以补充维生素 B。

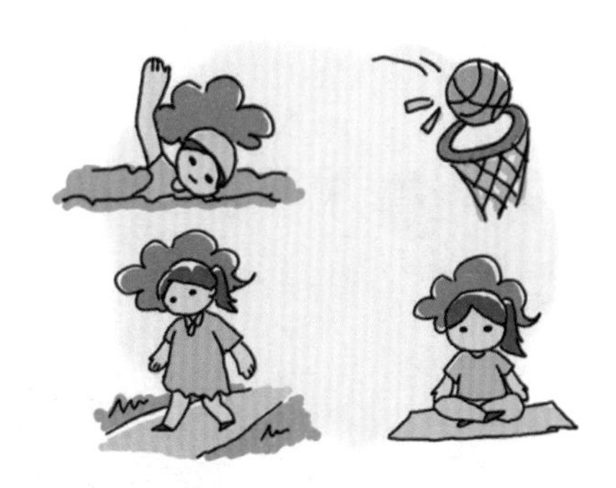

规律有氧运动，量力而行，参加一些可以社交的活动，比如游泳、散步、打篮球、做瑜伽等。

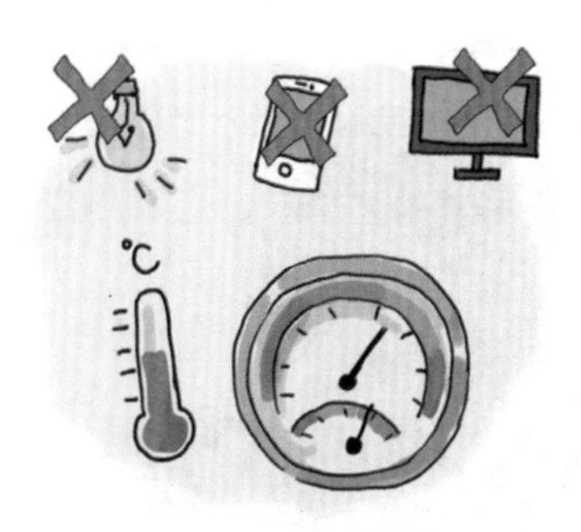

规律作息，按时睡觉、起床，睡前关闭电灯和其他电子设备，保持适宜的光线、温度、湿度。

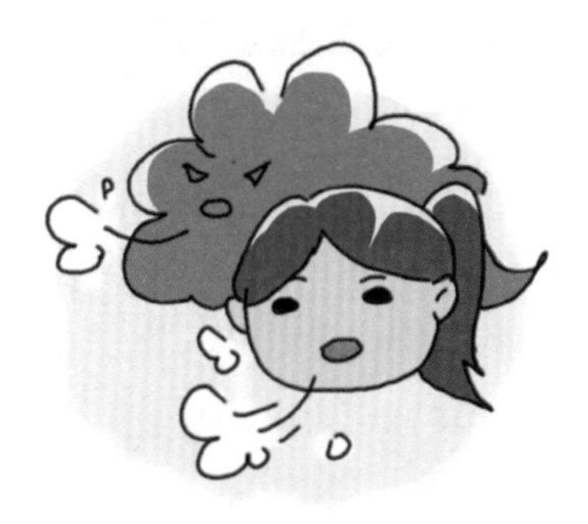

尝试放松呼吸、冥想训练。

接受药物或其他治疗手段的帮助，为自己穿上“铠甲”。

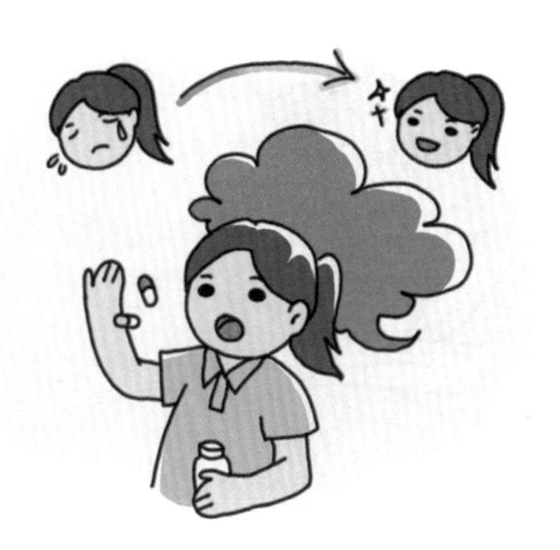

适当的药物可以稳定情绪，无助、无趣、悲伤很难再在体内肆虐。

心理治疗帮我们更好地了解自我，学习应对挫折的方法，发现潜在的冲突。

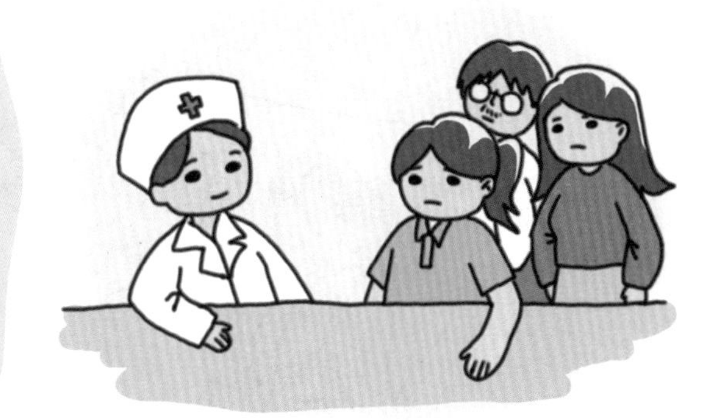

日常生活中，先解决一些难度低的麻烦。

这份卷子只做两道题。

多夸奖自己。

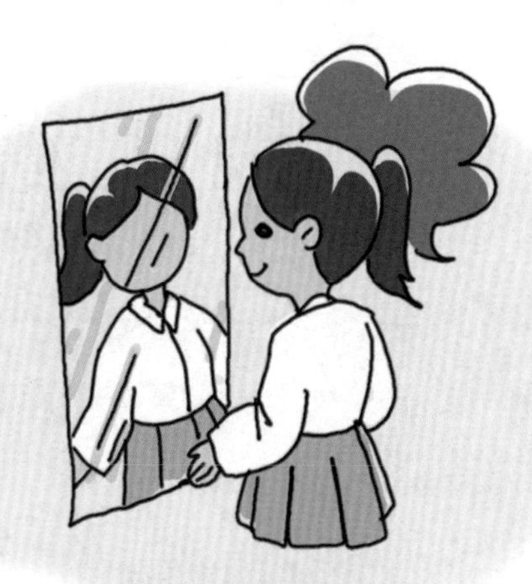

我今天的穿搭很棒。

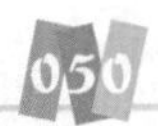

做好乌云不会瞬间消失的准备。

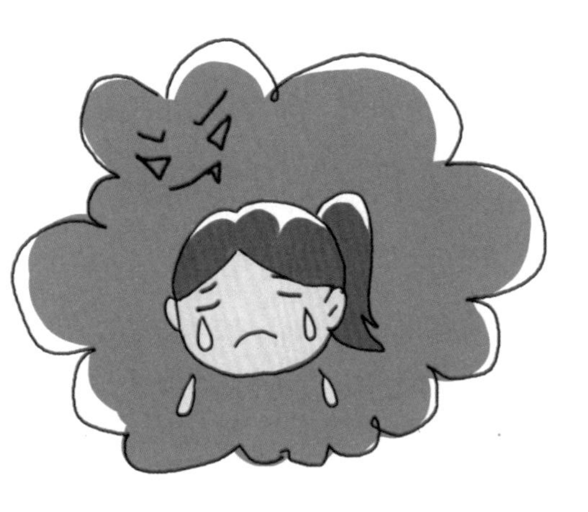

第 1 天

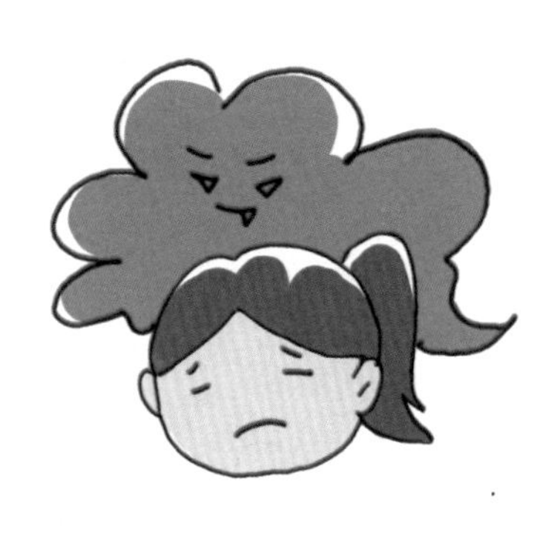

第 14 天

常规治疗大概需要 6 周出现明显的转变，一般治疗周期在 6 个月 ~ 1 年。有时候会在某个期间出现病情反复，不过这些都在可控范围之内。

第 90 天

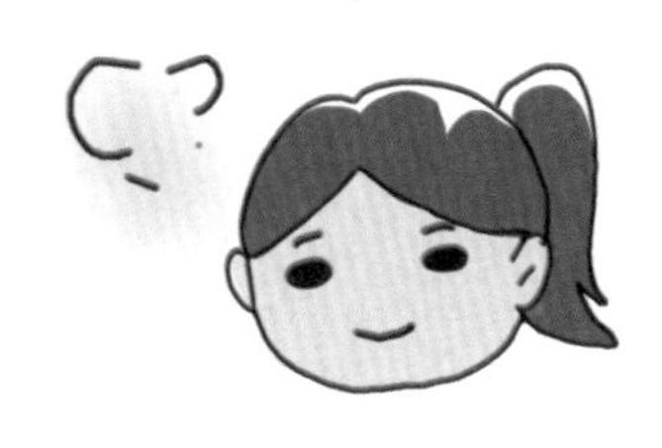

第 180 天

开始思考死亡的时候。

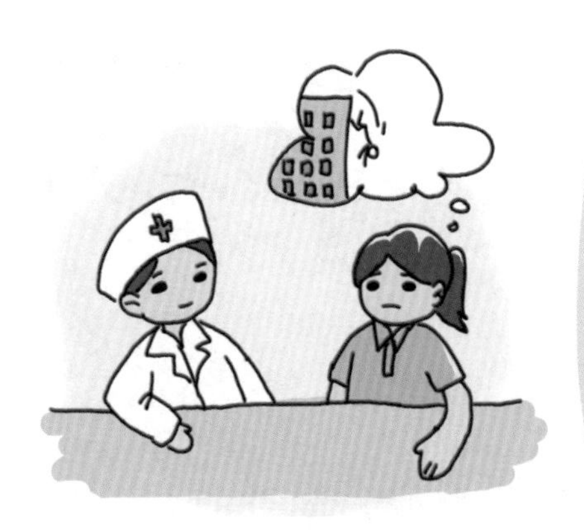

抑郁症会让人更容易思考死亡的问题，这种想法可能会连自己都吓一跳，虽然强行压制自己、责备自己，但念头还是会经常出现。不要怕，你可以和自己信赖的人讨论，比如父母、医生。

当特别紧急的想法进入脑子的时候，可以拨打危机干预热线，或者一切可以联系的人。

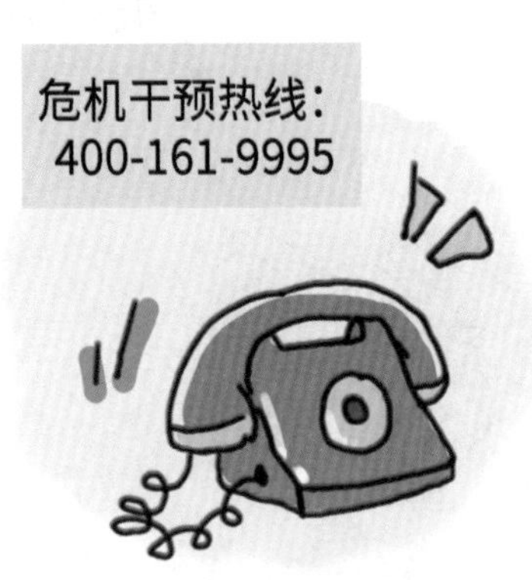

写出让你焦虑或抑郁的事，并画出它们的样子。

撕下这页纸，
把它折成一颗星星，
让月亮照亮它。

中医、乌云与焦虑兔

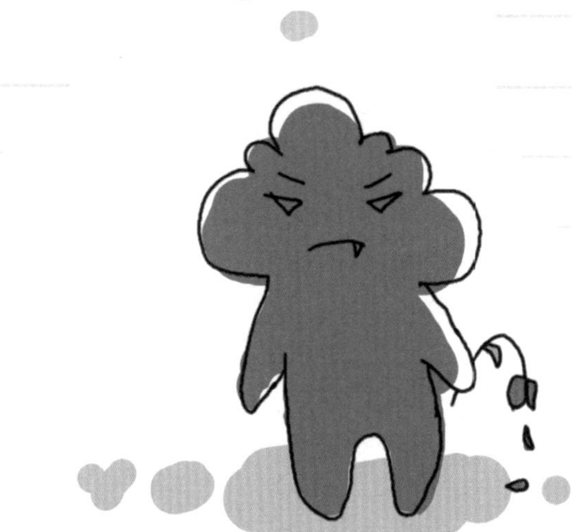

你知道吗，其实乌云和焦虑兔的秘密早已被古人发现，并且把解题密码留在了中医经典当中……首先我们需要知道一点背景知识——中国文化视角下，身体是如何运转的。

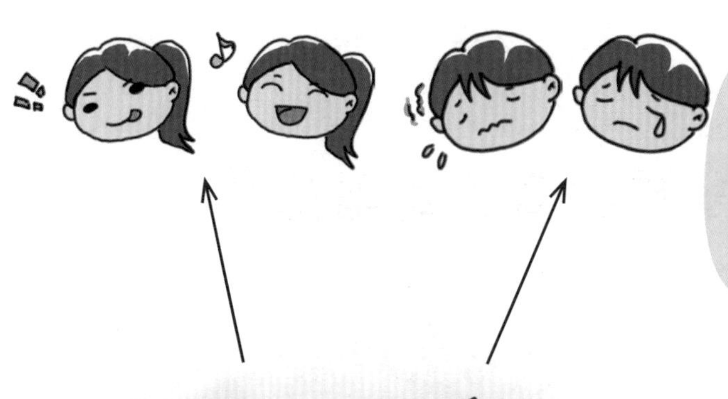

神

指父母生育时我们的身体和成长过程中吸收的营养——身体运转的原材料。

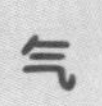

气

指身体的工作过程，需要借助内脏、血液等多个“部门”的参与，比如心主血脉给全身送血——身体运转的工作过程。

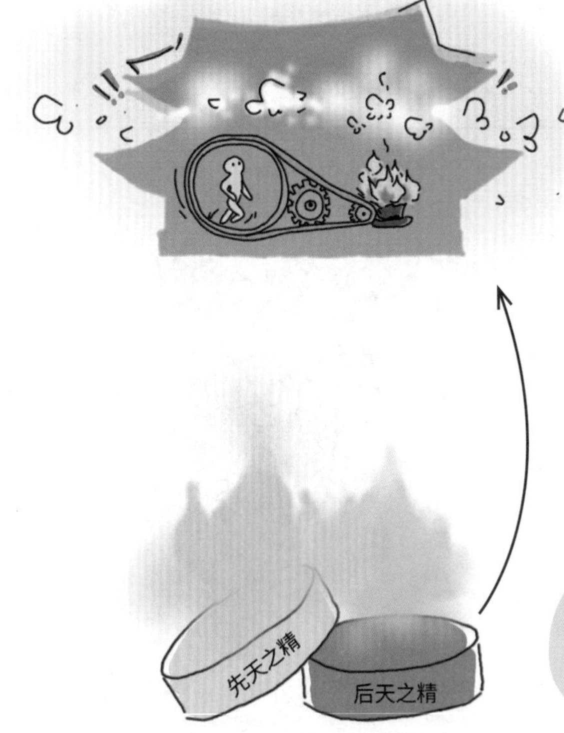

精

指我们外在的表现，包括情绪、感觉等——身体运转的结果。

所以，如果“神”变化，我们可以反推找到“精、气”发生了什么变化，接下来我们来做个勾选题。

我们常用什么词描述焦虑抑郁的人呢？

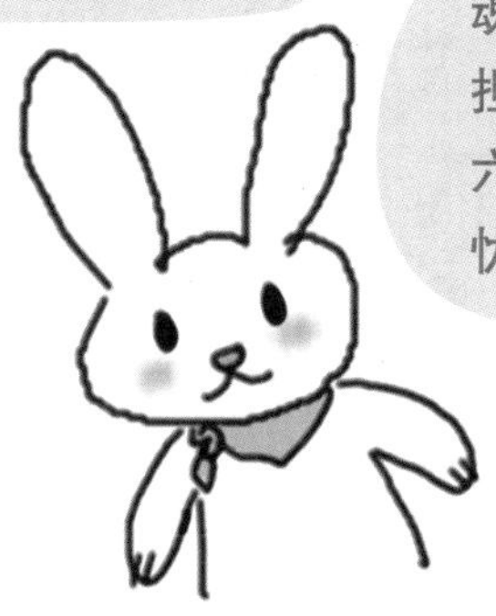

魂不守舍　喜怒无常　魂飞魄散
担心　恐惧　胆小　思绪万千
六神无主　心烦意乱　黯然神伤
忧愁　悲伤

我们把用到的词从中医学的“解码表”里勾选出来。

五行	五脏	五腑	五 神	五志	五音	季节
木	肝	胆	魂	怒	角	春
火	心	小肠	神	喜	徵	夏
土	脾	胃	意	思	宫	长夏
金	肺	大肠	魄	悲	商	秋
水	肾	膀胱	志	恐	羽	冬

五行学说是中医学解释人体、内脏与环境之间关系的理论模型，表格中每一行代表一种属性，归在相同属性下的事物有类似的特性，而不同的特性之间又有着生克规律，维持动态的稳定。通过这个“解码表”，我们可以看到每种情绪的表现都有对应的内脏。

人有五脏化五气，
以生喜怒悲忧恐。
——《黄帝内经》

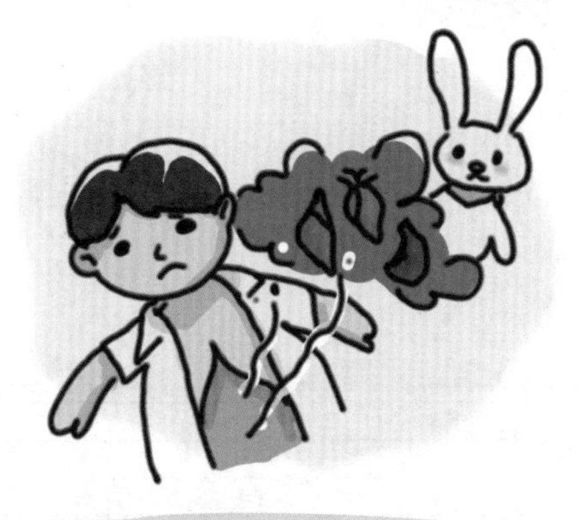

情志失调的背后，其实是人体对应的内脏功能出了问题！中医有对应的办法治疗生病的内脏！

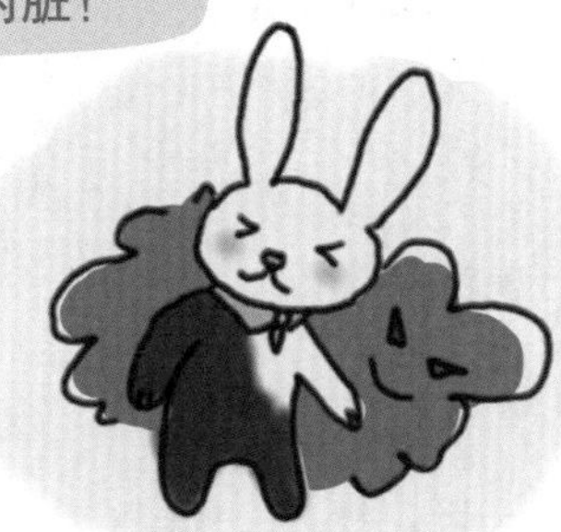

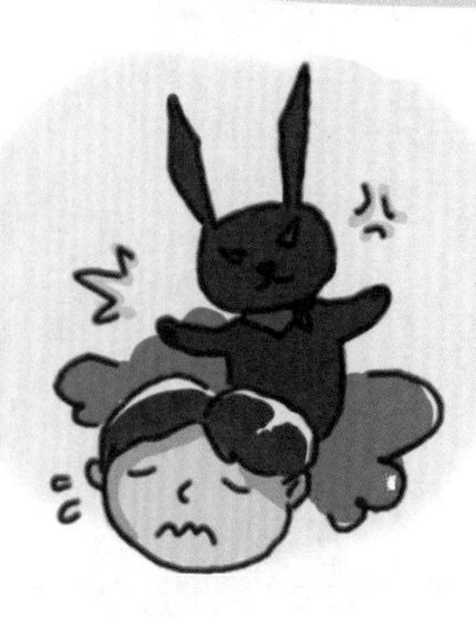

首先，中医会总结每个内脏的功能特点。

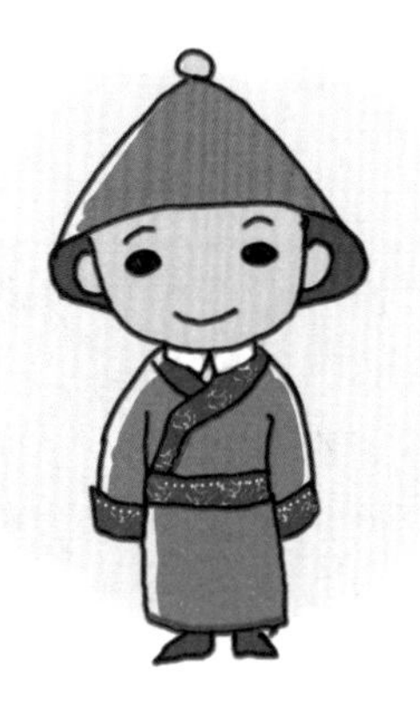

肝负责协调身体一切内脏的功能，肝不足就容易魂不安，表现为睡眠多梦等，肝太旺就容易出现急躁易怒的情绪。

心是总控制中心，负责指挥给其他人分配能量、布置工作。心不足就容易伤神，而心气太足就会出现情绪过分激动。

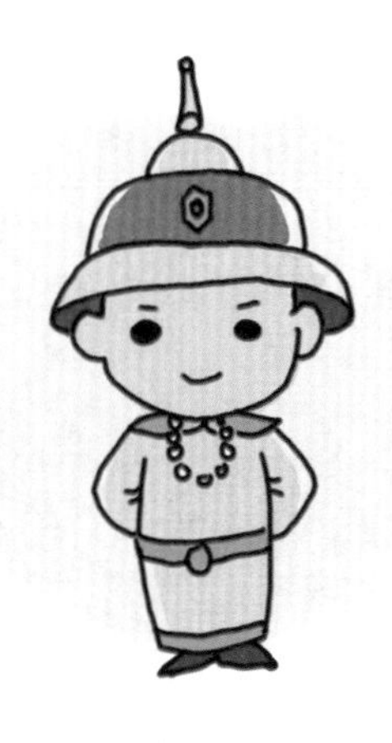

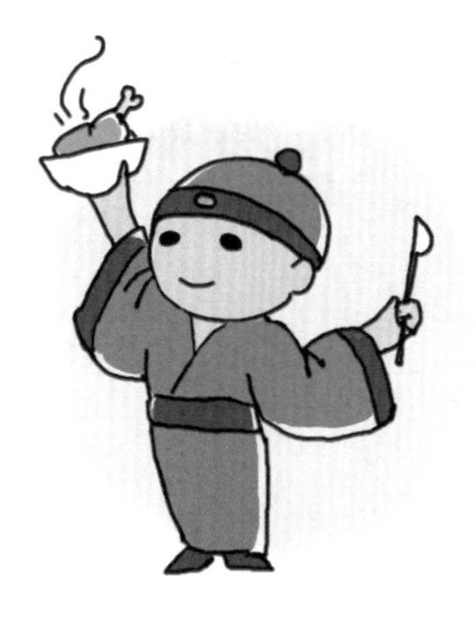

脾负责运化食物，变成人体使用的能量。思虑太多就容易伤脾，脾不足容易出现“意”的变化，比如思路不清晰、记忆力差等，而且还会有食欲差，大便或干或稀。

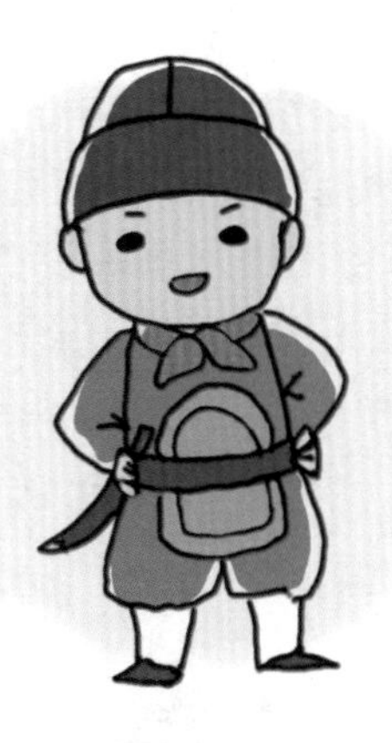

肺负责呼吸，同时有抵御外界邪气侵犯人体的功能，肺不足就容易出现悲伤、感觉反应不灵敏的情况，同时还容易有易感冒、气短、胸闷的症状。

肾是人体生长发育的根本，肾不足就会表现为从小身体素质差，意志力不足，容易出现恐惧的情绪。

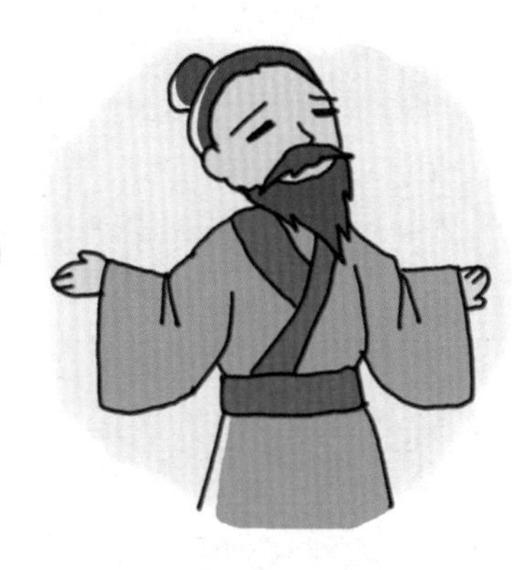

其次，通过望闻问切分析症状、情绪特点、舌苔、摸脉方法等发现生病的内脏。

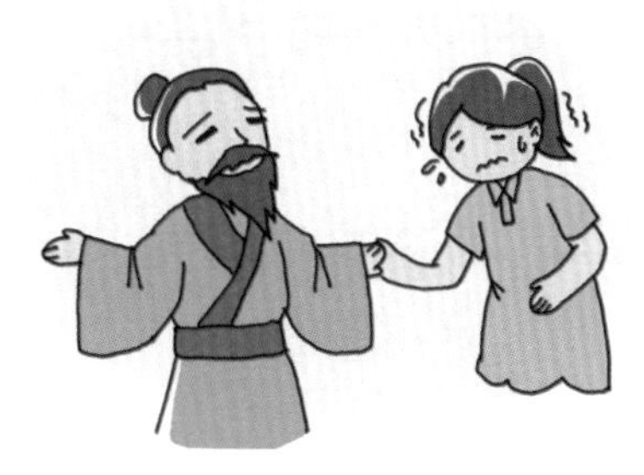

最后，辨证论治！有针对性地使用针灸、拔罐、中药、情志疏导等方法来做治疗，让内脏功能恢复正常，最终让情绪重新回到健康状态。

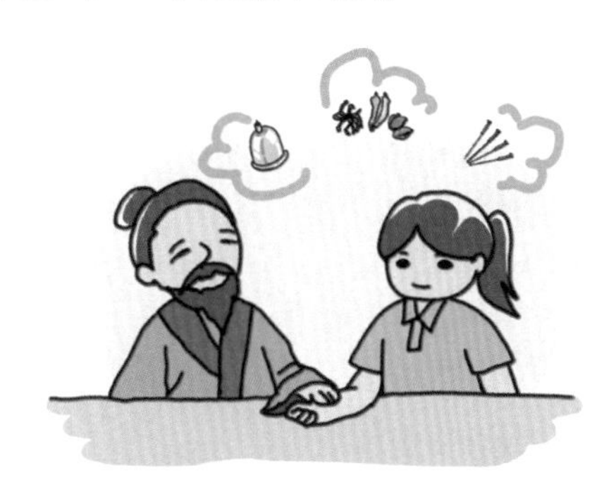

此外，还有一些特色的中医治疗方法。

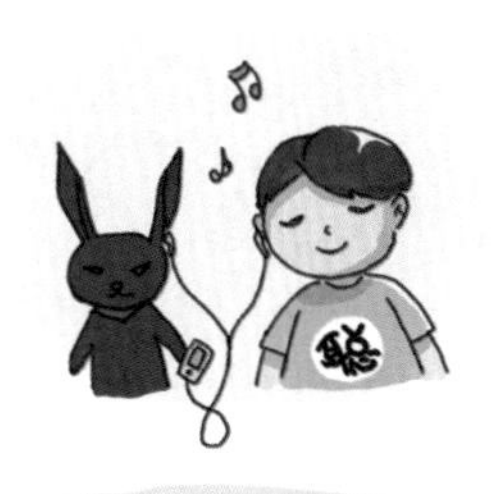

中医特色五行音乐疗法可以改善不良情绪。

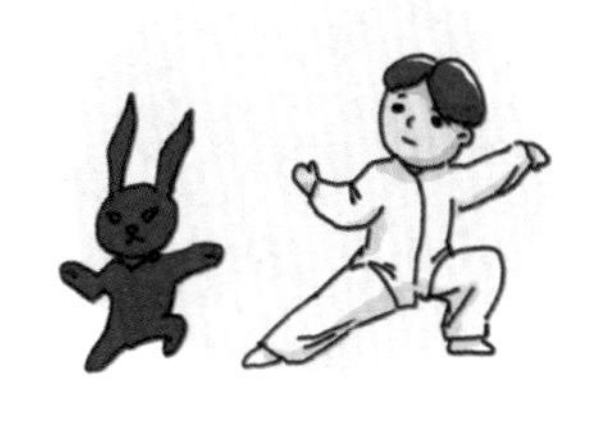

八段锦、太极拳可以调动身体机能调节情绪。

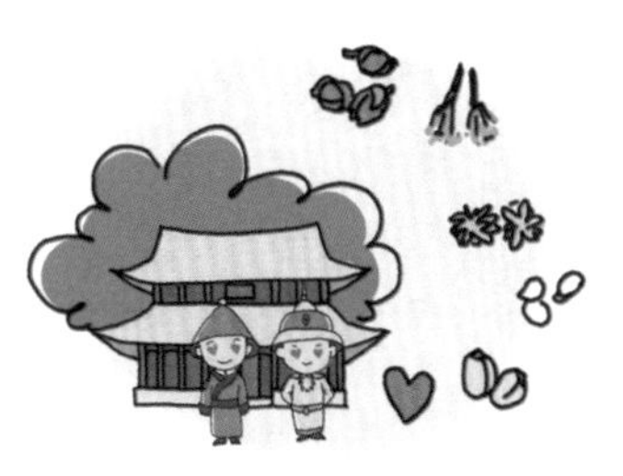

玫瑰、百合、合欢花等代茶饮可以辅助改善内脏功能。

写出让你焦虑或抑郁的事，并画出它们的样子。

撕下这页纸，

把它折成一只小狗，

请你拥抱关爱它。